TRINITY

Jana Haas

HEILEN MIT DER GÖTTLICHEN KRAFT

Aktiviere deine inneren Heilkräfte
mit Cosmogetic® Healing

TRINITY

Dieses Buch enthält Links zu externen Webseiten Dritter, auf deren Inhalte der Verlag keinen Einfluss hat. Deshalb können wir für diese fremden Inhalte auch keine Haftung übernehmen. Für die Inhalte der verlinkten Seiten ist stets der jeweilige Anbieter oder Betreiber der Seiten verantwortlich. Die verlinkten Seiten wurden zum Zeitpunkt der Verlinkung auf mögliche Rechtsverstöße überprüft, rechtswidrige Inhalte waren nicht erkennbar. Bei Bekanntwerden von Rechtsverletzungen werden wir derartige Links umgehend entfernen.

Wichtiger Hinweis
Dieses Buch dient der Information über spirituelle Sichtweisen und soll der Aufklärung dienen. Es ersetzt bei Gesundheitsbeschwerden oder Krankheiten weder medizinische Diagnose noch Therapie. Es ersetzt auch nicht den Besuch beim Arzt oder Heilpraktiker. Wenn Sie also unter akuten oder chronischen Beschwerden leiden, suchen Sie bitte kompetente fachliche Hilfe durch entsprechende Ärzte, Heilpraktiker oder Psychologen.

FSC
www.fsc.org
MIX
Papier aus verantwortungsvollen Quellen
FSC® C014889

Umschlaggestaltung: Guter Punkt, München unter Verwendung
eines Fotos von © Jana Haas
Satz: BuchHaus Robert Gigler, München
Druck und Bindung: Pustet, Regensburg
ISBN: 978-3-95550-119-8

www.trinity-verlag.de

Inhalt

Einleitung

Als geistige Heilerin und Lehrerin folge ich nun seit mehreren Jahren dem Ruf, Bücher über die himmlischen Welten und über unser Sein zu schreiben. Es ist mir jedes Mal eine Freude, diese Aufgabe zu erfüllen.

In diesem Buch geht es um Heilung und um Zusammenhänge, die wir kennen sollten, um Heilung geschehen lassen zu können. Ich beschreibe meine Heilmethode Cosmogetic Healing und wie es uns gelingt, unser Leben lang gesund zu bleiben oder wieder zu werden. Wer meine Bücher kennt, wird auch einige Inhalte wiederfinden, die zum Gesamtverständnis beitragen und die daher in kürzerer Form noch einmal in dieses Werk eingeflossen sind.

Wie also können wir Gesundheit erreichen? Wodurch geschieht Heilung?

Durchlichtung des Körpers. Das göttliche Licht durchdringt und beseelt alles. Das Licht durchdringt unseren Körper bis auf die Zellebene. Die Zellfunktionen und die Zellkommunikation geschehen durch die Lichtquanten. Dies ist heute durch die moderne Physik belegt. Sprachen die Mystiker und Heiler früher von Erleuchtung und Durchlichtung des Körpers für Gesundheit und Wohlbefinden, spricht man heute eher von der Funktion der Lichtquanten. Früher konnte der Mensch die Durchlichtung erfahren, wenn er sich Gott zuwandte und sich darauf einließ. Heute kann man darüber in wissenschaftlichen und pseudowissenschaftlichen Schriften lesen. Das Erleben funktioniert aber immer noch so wie zu allen Zeiten. Gott, seine Engel und die geistigen Welten existieren schon immer, und das Licht als unverzichtbarer Regulierungsmechanismus besteht seit Anbeginn der Schöpfung. Es ist deshalb verständlich, dass für eine gute Lebensqualität, für Gesundheit, für Heilung und Heilsein eine gute »Durchlichtung« des Körpers außerordentlich wichtig ist. Und je stärker die geistige Anbindung eines Menschen ist, desto stärker wird der Mensch im Lichtfluss stehen.

Blockaden im Energiefluss. Krankheiten, schockierende Erlebnisse, Belastungen aus Umwelt und vieles mehr können Blockaden im Energie- und Lichtfluss bewirken und schließlich zu mangelnder Lebenslust und Krankheit führen. Ebenso blockieren akute wie auch chronische Krankheiten den energetischen Fluss. So kann hinter jedem Schmerz der Schrei der Seele nach Fluss und somit göttlicher Verbundenheit stehen. Oftmals trägt der Körper aus, was die Seele nicht mehr ertragen kann.

Alte Irritationen können auch für Stress verantwortlich sein, indem sie zu Blockierungen in der DNA führen. Bei eintretenden äußeren »stressigen« Einflüssen ist ein ausgeglichener gesunder Körper mit einem gesunden Geist in der Lage, diese durch Anpassung auszugleichen. Diese Balance geschieht in der DNA durch Aufnahme oder Abgabe von Elektronen, die wiederum vom Licht gesteuert werden. Damit wird der Zustand der Zelle verändert, was Anpassung bedeutet.

Über diesen Mechanismus passen wir uns äußeren Einflüssen an. Können diese Einflüsse durch »Starre« der DNA nicht ausgeglichen werden, dann gerät der Mensch in Stress. Hierbei spricht man von mangelnden Stressverarbeitungsmustern. Es kommt oft vor, dass Schocksituationen auf Organe »schlagen«. Die Blockierung sitzt dann z. B. im Magen, und dieser Körperteil ist dann besonders stressanfällig. Hierbei handelt es sich um eine mangelnde Resonanzqualität eines Organs oder eines Organverbundes. Hier liegt eine partielle Blockierung vor.

Alle Blockaden werden gehalten von der Angst, der Wut, dem Verharren im Vergangenen. Gelöst werden sie in der Liebe, im Urvertrauen und im Loslassen von Emotionen, die der Vergangenheit gehören. Liebe ist freilassend und harmonisierend, Angst ist verkrampfend, festhaltend und blockierend.

Raus aus der Opferrolle. Die Auseinandersetzung mit uns selbst ist eine der größten Herausforderungen. Eine der wichtigsten Erkenntnisse sollte sein, dass nicht ein anderer oder die anderen an meinen Lebensumständen schuld sind, sondern dass alles, was mir begegnet, etwas mit mir selbst zu tun hat. Wir müssen uns aus der Opferhaltung befreien und die endlose Suche nach den vermeintlichen Tätern aufgeben. Stattdessen sollen wir erkennen, dass wir im tiefen Vertrauen zu uns selbst und in die Liebe und Hilfe aus der geistigen Welt unser Leben selbst bestimmen und gestalten können. Wir selbst können über unser Leben Regie führen und es in Liebe und mit Urvertrauen zum glücklichen und positiven hin verändern, statt weiterhin erfolglos zu versuchen, den anderen zu verändern. Dann können die Blockaden sich lösen, und das Leben kann wieder fließen. Denn nur wer die Verantwortung für alles in seinem Leben übernimmt, gewinnt seine Freiheit und Handlungsfähigkeit zurück, was die Voraussetzung für große und großartige Veränderungen bedeutet.

Gehen wir also in die Liebe und betrachten alle Dinge aus dem Herzen, so lassen sich alte Wunden heilen. Wir kommen aus dem Licht, wir sind Licht, und wir gehen auch wieder ins Licht. Gott ist Licht und Liebe, die Engel, die Boten Gottes, sind ebenfalls Licht und Liebe; seien also auch wir Licht und Liebe.

Glaube und Heilung. Gottes Licht ist in uns und durchdringt uns. Die Engel helfen uns in allen Belangen, aber wir müssen bereit sein, uns helfen zu lassen und Gottes Liebe und Licht anzunehmen. Dafür benötigen wir den unerschütterlichen Glauben in uns und in die geistige Welt. Wir müssen Liebe zulassen und selbst zu Liebe werden, dann wird das göttliche Licht in uns alles in Fluss bringen, und Heil und Heilung können geschehen. In Liebe kehren Frieden und Hoffnung ein, und wahre Wunder können geschehen.

Heilsein drückt Ganzheit aus, Krankheit eine Trennung von unserem göttlichen Selbst. Wer mit sich und Gott im Reinen ist, wer sich in vollkommener Harmonie mit sich und der Natur befindet, kann kein Krankheitspotenzial entwickeln. Er erschafft damit auch erst die notwendige Ausgangsbasis für seine Heilung. Heilung bedeutet, das innere Gleichgewicht wiederherzustellen, der Mensch muss wieder in ein spirituelles Gleichgewicht gelangen. Wahre Heilung erfolgt immer auf körperlicher, seelischer (emotionaler) und geistiger Ebene zugleich und kann nur erfolgen, wenn der Betroffene selbst für diese Heilung bereit ist und daran arbeitet, konsequent Verantwortung dafür zu übernehmen, die wirklichen Krankheitsursachen aufzulösen. Sich in Liebe, Vertrauen und Zuversicht zu öffnen und in seinem Leben zu verändern, was ihn krank macht. Gesundheit braucht die Kraft positiver Überzeugungen und Erwartungen.

Gedanken und Heilung. Unser gegenwärtiges Leben, unsere derzeitige Realität, ist das Resultat unserer bisherigen Gedanken. Dies bedeutet, es wurde geschaffen aus der Vergangenheit und verhindert ein bewusstes und waches Sein in der Gegenwart, und daraus bestimmt sich unser Schicksal in der Zukunft. Wir planen zu oft aus den Mustern der Vergangenheit, meist aus den negativen verletzenden Erfahrungen unsere Zukunft und vernachlässigen die Gegenwart, das Jetzt. Wir können mit Achtsamkeit und Bewusstheit diese Situation verändern. Verändern wir unsere Gedanken, verändert sich unser Leben, unser Schicksal und unsere Zukunft. Das Unterbewusstsein versucht alles umzusetzen und zu erschaffen, was wir denken. Es reagiert dabei nicht auf Wörter, sondern auf Emotionen. Erkennen Sie, dass der Punkt, an dem sie heute stehen, z.B. in Ihrer physischen oder psychischen Gesundheit, vielfach erschaffen wurde aus den vorherrschenden Gedanken und Emotionen.

Nach wissenschaftlichen Erkenntnissen hat alles im Universum eine Frequenz, einen Klang. All unsere Gedanken geben in ihrer Summe unserem Körper und unserem Schicksal eine Richtung vor. Unsere Gedanken haben also auch eine Frequenz, und deren Vektor dominiert unser Sein. Sie entscheiden über Glück oder Unglück, Freude oder Depression, Gesundheit oder Krankheit und vieles mehr.

Veränderungen im Gehirn. Unsere vorherrschenden Gefühlszustände haben Einfluss auf die Verbindungen der Nervenzellen, der Synapsen, in unserem Gehirn. Dies bedeutet, dass sich die Neurotransmitter und Hormone an unsere Gefühlswelt anpassen und sich darüber unser Körper dem innewohnenden Geist anpasst, und es können sich die Strukturen und Organe entsprechend verändern. Das Gehirn reagiert also auf unsere Überzeugungen, Gedanken und Gefühle, und die körperlichen Funktionen verändern sich entsprechend. Wenn wir also ausgeglichen und dankbar sind, uns in Liebe und göttlicher Verbundenheit befinden, Glück, Harmonie und Lebensfreude verspüren, dann wird dies zur Ausschüttung von Glücksbotenstoffen wie Endorphinen und Serotonin führen, und dies hat wiederum einen positiven Einfluss auf die körperliche Abwehr.

Durch bewussten, achtsamen Umgang mit unseren Gedanken, indem wir licht- und liebevoller denken, fühlen und wahrnehmen, werden wir zu neuen Überzeugungen gelangen, und wir erschaffen uns eine neue Realität.

Nun kann über unser Gehirn, über die Veränderung der Botenstoffe, ein neuer Bauplan für unseren Körper entstehen, der sich nach unseren neuen Vorstellungen und Gefühlen ausrichtet. Wir selbst sind über unseren freien Willen die Schöpfer unserer Realität, unseres Glücks, unseres Erfolgs wie auch über unsere Gesundheit.

Das Materielle und Geistige. Ist der Mensch zu »irdisch« und verhärtet und vernachlässigt er das Geistige, so ist dies dem Gleichgewicht von Körper, Seele und Geist nicht dienlich und kann zu körperlichen und seelischen Beschwerden führen. Ebenso ist es für das Gleichgewicht nicht dienlich, wenn er sich zu sehr vergeistigt und seine irdischen Wurzeln vergisst. Wer nur meditiert, sich im Alltag aber schwer zurechtfindet, wird es ebenso wenig schaffen wie derjenige, der sich nur an materiellen Dingen orientiert und die spirituelle Seite vernachlässigt. Dies trifft auch auf die Wissenschaft zu, wenn sie bei ihrer Forschung den geistigen Aspekt ausklammert. Wichtig ist ein Gleichgewicht von Körper, Seele und Geist. Wir müssen in beiden Bereichen zu Hause sein, d.h., wir müssen Erfahrungen im täglichen materiellen Leben sammeln, den dahinterstehenden lichtvollen Sinn erkennen und danach leben.

Das Resonanzgesetz. Das wichtigste Gesetz auf Erden wie im Kosmos ist das Resonanzgesetz. Alles geht mit seinesgleichen in Resonanz, d.h., gute Gedanken ziehen Gutes an, schlechte Gedanken eher Schlechtes, und heilsame Gedanken dienen unserer Gesundheit.

Um unser Schicksal zum Positiven und zur Heilung zu beeinflussen, müssen wir unsere Gedanken auf eine andere Frequenz einstimmen. Wir bestimmen unser Schicksal immer selbst und können unserem Leben eine große und großartige Wende geben, wenn unsere Gedanken eine lichtvollere Frequenz erzeugen. Dies geschieht durch Liebe, Dankbarkeit und Glauben, durch die unerschütterliche Überzeugung an unsere Selbstheilungskräfte und die himmlische Hilfe, die dann einsetzen kann. So können alle Belastungen, wie auch immer sie geartet sein mögen, auch alle Formen von Krankheiten einer Heilung zugeführt werden. Die Verbindung mit dem Göttlichen bedeutet Lebensfreude und lässt Heilung geschehen.

Möge das Buch Ihnen den Weg zu Liebe, Kraft und Heilung weisen.

In Liebe
Jana Haas

Meine Kurzbiografie

Ich wurde 1979 als Russin in Kasachstan geboren und erhielt den Namen Jana Wladimirowna Butakowa. Heute lebe ich in Deutschland, in der Nähe vom Bodensee. Es wurde mir in diesem Leben gegeben, dass ich stark hellsichtig bin. Ich kann den Himmel, Gott und die geistigen Wesen genauso deutlich sehen wie das »reale« materielle Umfeld. Dies befähigt mich, die Hintergründe des Lebens zu verstehen, und deshalb betrachte ich es als meine Aufgabe, den Menschen Gott, die Schöpfung, ihren Ursprung und den Lebenssinn näherzubringen. Ich hoffe, dass das Wissen über die Materie hinaus, über die unsterbliche Seele, die Hilfe und Liebe Gottes und seiner Engel und über die himmlische Dimensionen sowie die Fülle und Heilkraft des Himmels Sie stärken und Ihnen die Angst im Leben und vor dem Tod nehmen kann. Ich sehe die uns umgebenden geistigen Welten genauso deutlich wie die materielle Welt. Um die geistigen Welten zu sehen, versetze ich mich nicht in Trance. Es bedarf für mich auch keinerlei Vorbereitung oder Anstrengung, sondern das Gegenteil ist der Fall, ich muss mich eher konzentrieren, um mich hier auf der Erde zu verankern, um die »Welten« auseinanderhalten zu können und um nicht dauernd in der Hellsichtigkeit zu sein.

Ich habe meine Kindheit in Kasachstan und Russland verbracht. Diese Zeit hat mich sehr geprägt. Russland steht für die Stärke der Seelenkräfte und damit verbunden für Freude und Herzlichkeit. Diese Urprägung ist sicherlich zu einem Teil für die Intensität meiner Hellsichtigkeit mit verantwortlich. In Russland war es für unsere Eltern ganz selbstverständlich, bei bestimmten Belangen mit uns zu Heilern statt zu Ärzten zu gehen und mit Ritualen und Gebeten zu arbeiten. Dass ich in einer russischen Heilerkultur aufgewachsen bin, hat mich früh für die Spiritualität geöffnet und mich stark für meine eigene geistige Forschungsarbeit geprägt.

Ich bin davon überzeugt, dass meine Seele sich Russland als Geburtsort ausgesucht hat. Denn in diesem Land überwiegen die Seelenkräfte, die für ein starkes Urvertrauen wichtig sind und auch die hellseherischen Fähigkeiten begünstigen. Diese kann ich für meine Lebensaufgabe nun nutzen. Ich kann in die himmlischen Sphären Gottes hineinblicken und mein so erlangtes Wissen den Menschen mitteilen. In den russischen Kräften liegt auch eine besonders hohe Konzentration an »magischen« Fähigkeiten. Weiß-, aber auch schwarzmagische Rituale sind dort an der Tagesordnung und werden auch von den Menschen ganz selbstverständlich praktiziert.

Schon in der frühen Kindheit habe ich festgestellt, dass ich hellsichtig bin. Zunächst glaubte ich natürlich, dass dies normal und bei allen Menschen so ist. Bald musste ich aber an den

Reaktionen meines Umfeldes, sowohl bei Erwachsenen als auch bei Kindern, feststellen, dass ich anders bin.

Ich wurde einige Wochen zu früh geboren, und ich hatte bereits in der frühen Kindheit mehrere Nahtoderlebnisse. Ich bin heute überzeugt, dass diese vorbestimmt waren und von der geistigen Welt unterstützt und liebevoll begleitet wurden und ich dabei beschützt war. Diese waren wohl notwendig, um die Anbindung an die geistige Welt aufrechtzuerhalten und zu verhindern, dass ich, wie für den Menschen allgemein üblich und notwendig, ganz in der Materie lande. Andernfalls hätte sich auch bei mir das »Dritte Auge« verschlossen, und ich hätte niemals diese ausgeprägte Hellsichtigkeit, die üblicherweise nur in der jenseitigen Welt vorhanden ist, auf die Erde mitbringen können. So ist es mir möglich, in einem materiellen Körper hier auf der Erde doch gleichzeitig in den geistigen Welten zu Hause zu sein.

Für mich war die Hellsichtigkeit am Anfang eine große, schwer zu tragende Bürde, denn in meiner Kindheit sah ich zunächst die Seelen von Verstorbenen in den Astralwelten, was für mich keine schönen Erfahrungen waren. Die noch erdnahen Seelen, die den Weg ins Licht noch nicht gefunden haben, schwingen in einer tieferen, grobstofflicheren Frequenz als die lichtvolleren Wesen und können so leichter wahrgenohmen werden. Außerdem wusste ich damals auch noch nicht, wie ich mit solchen Erscheinungen richtig umgehen konnte. Heute weiß ich, wie man mit solchen Seelen umgeht und wie ich sie weiter ins Licht senden und ihnen bei der Erlösung helfen kann. Gott und seine Engel konnte ich erst viel später dauerhaft sehen. So hatte ich als Kind wegen der vielen für mich schockierenden Erlebnisse das Lachen vollkommen verlernt.

Spirituelle Fähigkeiten waren schon in meiner Ursprungsfamilie vorhanden. Meine Urgroßmutter war mit starken lichtvollen Kräften ausgestattet. Bis zu ihrem Tod war sie meine spirituelle Lehrerin. Auch nach ihrem Übertritt in die geistige Welt blieb sie es und war mir noch eine große geistige Hilfe. Ich empfing noch Visionen von ihr und erhielt lichtvolle Botschaften in Bezug auf wichtige Lebensentscheidungen, bis sie nach 13 Jahren im Jenseits wieder selbst inkarniert ist.

Als ich zwölf Jahre alt war, zog meine Familie nach Deutschland. Rückblickend bin ich ganz sicher, dass auch dieser Umzug in ein für mich damals fremdes Land fest vorgenommen war, damit ich meinem geistigen Auftrag gerecht werden konnte. Das weitere Heranwachsen in einem Land wie Deutschland, dem Land der Denker und Forscher, wo mehr die Geisteskräfte dominieren, war nun für mich ganz wichtig, damit sich geistige Klarheit und Struktur bilden konnten. Dies hat auf die Art meiner Ausdrucksweise viel Einfluss genommen.

Mit sechs Jahren erlebte ich an einem See in Kasachstan ein beeindruckendes und mich nachhaltig prägendes Wunder. Ich konnte noch nicht schwimmen und war in den See gegangen, ohne dass jemand dies bemerkte. Eine Welle riss mich unter Wasser. Bald konnte ich nicht mehr atmen, dann kam so etwas wie ein Stillstand, und alles wurde plötzlich lieblich und friedlich. Um mich herum schwammen viele bunte lustige Fischlein, und ich fühlte mich frei und wunderbar leicht. Dann konnte ich mich von außerhalb sehen, aus vielleicht zwei Meter Entfernung. Mein Körper trieb leblos, und meine Seele war ausgetreten. Vor mir war ein wunderbarer heller Lichttunnel, auf den ich mich zubewegte.

Ich ging immer mehr in das Licht, doch mitten in dem paradiesischen Zustand des Friedens sagte eine Stimme deutlich: »Du musst atmen, du musst zurück, du hast noch eine Aufgabe zu erfüllen.« Ich wollte nicht, ich fühlte mich wunderbar eins mit der Einheit. Aber mein Schutzengel beförderte mich an den Strand. Ich empfand es wie eine Lichthand, die mich an den Haaren packte und blitzschnell an Land beförderte. Er lächelte mich an und sagte nochmals, dass ich eine lichtvolle Aufgabe zu erledigen habe und ich immer beschützt sei. Danach verspürte ich einen stechenden Schmerz in meiner Brust, erwachte und hustete Wasser. Ich begriff erst langsam, was passiert war, und war zunächst schockiert. Erst viel später verstand ich, welch großartiges Wunder mir zuteilgeworden war. Dieses Erlebnis, diese lichtvolle Rettung durch die geistige Welt, prägt mich noch heute. Ich weiß aus tiefstem Inneren, im Urvertrauen, dass ich immer beschützt bin und von der geistigen Welt geliebt werde.

Mit 23 Jahren bekam ich von den Engeln und meiner verstorbenen Urgroßmutter wiederholt deutlich den Hinweis, ich solle eine Tätigkeit in der Naturheilpraxis eines lieben Freundes aufnehmen. Dort lernte ich die Probleme und Krankheiten der Menschen kennen und erkannte bald die geistig-seelischen Hintergründe vieler Erkrankungen und konnte immer deutlicher die Organe und die Aura der Menschen sehen. Jetzt kam zu meinem geistigen Wissen auch ein psychologisches und medizinisches Verständnis. Ich konnte die Menschen immer mehr als Ganzes, im Diesseits wie auch im Jenseits, begreifen.

Nachdem ich mich bewusst der Liebe mir selbst gegenüber wie auch zu Gott und den Mitmenschen geöffnet habe und Gott und der himmlischen Führung immer mehr Vertrauen entgegenbrachte, begannen die lichtvollen geistigen Welten für mich immer deutlicher zu werden.

Von nun an sah ich nicht nur Verstorbene, sondern konnte zunehmend auch die lichtvollen himmlischen Welten wahrnehmen.

Ich habe in Russland wie auch in Deutschland viele prägende Aufwachmomente erlebt, die mir meinen Horizont erweiterten und mich für neue Erkenntnisse öffneten. Meinen Erleuchtungsmoment habe ich dann in der Schweiz, mit ihren gewaltigen Urenergien, erlebt. Ich kann heute sagen, dass ich mich daher mit allen diesen Ländern und den damit verbundenen Kräften aufs tiefste verbunden fühle.

Im Mai des Jahres 2003 konnte ich auf der Rigi, einem weiblichen Berg in der Schweiz, sehen, dass die satten, grünen, mit unzähligen Blumen übersäten Bergwiesen belebt und beseelt waren. Es waren nicht nur die Grashalme und Blumen, die sich im Wind bewegten, sondern ich sah, dass es auch Naturwesen waren, die sich ebenfalls bewegten und die Natur beseelten. Ich konnte viele Wesen sehen, die der Volksmund als Zwerge bezeichnet und die an der Erde arbeiteten. Einige von ihnen hielten inne, als sie merkten, dass ich sie sehen konnte.

Während ich noch voller Verblüffung über dieses faszinierende Erlebnis war und das Treiben dieser kleinen Wesen mich beeindruckte, sah ich plötzlich ein Geistwesen von weiblicher Gestalt, das an mir vorbeizog und eine Art Gefäß mit einem intensiv leuchtenden Licht in der Hand hielt. Es war der Berggeist der Rigi. Er zeigte sich in einer weiblichen Gestalt, da es ein weiblicher Berg mit einer vorherrschend sanften »weiblichen« Energie ist. Ich bezeichne diesen weiblichen Geist im weiteren Verlauf als Bergwächterin, weil dies den weiblichen Wesenszügen am nächsten kommt, und ich beschreibe dieses Geistwesen in der weiblichen Form. »Sie« schwebte an mir vorbei, und ich war so erstaunt, dass ich mich nicht traute, sie anzusprechen. Am nächsten Tag sah ich sie wieder und begrüßte sie. Sie betrachtete mich freundlich und stellte sich als der Berggeist der Rigi vor. Sie erzählte mir, dass es ihre Aufgabe ist, die Energie des Berges aufrechtzuerhalten. Das Gefäß, das sie in der Hand trug, war ein Symbol des gespeicherten Wissens des Berges.

Berggeister bestehen in Wirklichkeit aus einer formlosen Energie, so wie alle Lichtwesen, auch die Engel, und sind in Wirklichkeit so groß, dass sie den ganzen Berg einhüllen und beseelen. Alle großen Lichtwesen, wie z. B. die Erzengel, stellen sich uns Menschen komprimiert dar, damit wir sie wahrnehmen können. Zwei Tage später, als ich wieder die geistigen Wesen auf den Wiesen bestaunte, erschien plötzlich ein etwa hüfthohes dünnes Naturwesen neben mir, winkte mir freundlich zu und führte mich einige Hundert Meter weiter auf eine Lichtung. Dort erschien mir dann die Bergwächterin, die mich liebevoll begrüßte und mit einer erhabenen und würdevollen Geste nach oben zeigte. Ich erlebte, wie sich vor meinen Augen der

Himmel auftat, und ich sah symbolisch eine lange Reihe von »Lichtbüchern«. Die Bergwächterin sagte zu mir: »Du kannst alles Wissen aus der kosmischen Bibliothek abrufen. Hier ist das gesamte Wissen des Himmels und der Erde vorhanden. Dieses wirst du der Menschheit übermitteln und Bücher schreiben.« Ich wollte und konnte dies zunächst nicht glauben, ich traute es mir auch nicht zu, aber sie versicherte mir: »Doch, du kannst es jederzeit, weil du eine von uns bist.« Dies war der faszinierende Moment meiner Erleuchtung! Von da an offenbarten sich mir die geistigen Welten und das Wissen in rasender Geschwindigkeit.

Bald konnte ich in den Himmel bis in die höchsten Engelhierarchien sehen und mich mit diesen Lichtwesen austauschen. Dies geschah direkt proportional mit der Zunahme meiner Liebesfähigkeit, meines Vertrauens in die geistige Führung und mit der Verbundenheit zu Gott. Je mehr ich mein Herz öffnete, je liebevoller ich wurde, desto mehr erhöhte sich das Vertrauen in die Führung aus der lichtvollen geistigen Welt. Mit zunehmender Liebesfähigkeit wurde ich auch zunehmend lichtvoller und feinstofflicher. Und durch die höher schwingende Frequenz, in der ich mich befand, konnte ich immer mehr auch mit den höher schwingenden Engelwesen kommunizieren.

Ich möchte hiermit deutlich machen, dass ich trotz meiner angeborenen starken Hellsichtigkeit mich erst selbst zur Liebe und zum Licht entwickeln musste, um die hohen Lichtwesen sehen zu können.

Ich weiß heute, dass all meine Tätigkeiten wie auch jedes einzelne Buch, das ich bisher mit himmlischer Hilfe verfasst habe, und auch alle weiteren, die kommen werden, in meinem Leben vorbestimmt sind. Heute verstehe ich den Sinn, warum ich auf meinem Lebensweg schöne wie auch weniger schöne Prägungen erlebte, warum ich die damit verbundenen Aufwachmomente hatte, die mir diese Entwicklung ermöglicht haben, die mich dahin brachten, wo ich heute stehe, und die mich zu dem machten, was ich heute bin. Ich weiß heute, dass ich alles schaffen werde, was ich mir vorgenommen habe, und dass alles, was auf mich zukommt, ein Teil des großen Ganzen ist, dass ich stets beschützt bin und mir nichts passieren kann. Ich freue mich auf meine Zukunft, auf das damit verbundene innere Wachstum und auf die Erfüllung meiner licht- und liebevollen Aufgaben.

Cosmogetic Healing – Heilung durch göttliche Anbindung

Was bedeutet Cosmogetic?

Der Begriff Cosmogetic wurde von mir geprägt. Er setzt sich zusammen aus Cosmos und Energetic und lässt sich beschreiben als ein Bewusstsein, das durch das Wissen um die lichtvollen himmlischen Kräfte und deren heilsamem Wirken in unserem Leben entsteht. Beim Cosmogetic Healing handelt es sich um energetisches Heilen durch die Durchlichtung des Körpers über Liebe und göttliche Anbindung. Es basiert auf einem fundierten Wissen über Gott und seine Engel, die Schöpfung, die unsterbliche Seele des Menschen, die Hilfe aus den geistigen Welten und den Sinn des Lebens. Es handelt sich um eine lichtvolle, heilende Energiearbeit der seelischen, geistigen und körperlichen Harmonisierung. Bei dieser Arbeit nehme ich die liebevollen, weisen Botschaften der Engel wahr, und über mein Bewusstsein sowie geistige Anbindung erfahre ich die Heilkraft Gottes.

Cosmogetic Healing beinhaltet ein Verstehen zahlreicher Zusammenhänge, die ich im Folgenden erörtern möchte.

Den Menschen als Ganzes begreifen. Der Mensch besteht aus Seele, Geist und Körper. Seele und Geist existieren ewiglich, während der vergängliche Körper uns auf der Erde als Tempel für die Seele und als Vehikel dient, mit dem wir uns auf der Erde einrichten, wahrnehmen, bewegen und austauschen können. Seele, Geist und Körper sollen eine vollkommene Einheit sein, dann ist der Mensch in Einklang mit der Schöpfung, mit dem Kosmos verbunden und heil. Für jeden Menschen sollten Harmonie und physische und psychische Gesundheit während seines Erdenaufenthaltes eine herausragende Rolle spielen. Doch oft beginnen die Menschen sich erst um ihren gesundheitlichen Zustand zu kümmern, wenn sich eine Krankheit bereits manifestiert hat. Man kann Gesundheit und Heilung nicht erkaufen, die heilende Kraft, die einem ein Leben lang zur Verfügung steht und die man effektiv nutzen kann, ist in jedem Menschen vorhanden und von Gott gegeben. Das All ist in Harmonie und voller Fülle. Die Wahrheit Gottes ist Liebe, Harmonie, Glück und vollkommene Gesundheit.

Durchlichtung aller Zellen. Wichtige Voraussetzungen für Vitalität und Gesundheit sind neben Selbstliebe, Harmonie, Glauben, Zuversicht und Gottverbundenheit, neben Meditation, Kontemplation und Durchlichtung natürlich auch Bewegung und gesunde Ernährung. Es ist wichtig, die Kräfte des Körpers mit denen des Gefühls (Seele) und der Gedanken (Geist) zu verbinden. Der materielle Körper ist zwar vergänglich, doch solange er uns auf Erden dient, sollte er auch gesund und damit zuverlässig sein. Die Gesunderhaltung des Körpers ist dann gewährleistet, wenn die heilsamen Lichtquanten alle Zellen gleichermaßen erreichen. Die Durchlichtung aller Zellen ist nur möglich, wenn Seele und Geist dies zulassen. Dies bedeutet wiederum, der Mensch steht im göttlichen Licht, wenn die Gefühle im absoluten Zustand des Friedens sind. Die Durchlichtung geschieht durch geistige Verbundenheit und liebevolle Gefühle, die die Kraft haben, den Körper zu heilen. Auch die kleinsten Zellen des Körpers besitzen ein Bewusstsein, und wenn wir ihnen mit Liebe begegnen, werden sie auch in Liebe erstrahlen. Der Geist muss frei sein, d.h., uneingeschränktes, undogmatisches Denken über den eigenen Horizont hinaus muss vorhanden sein, denn der Geist ist die Quelle jeglicher Heilung. Aus Wissen und Weisheit können wahrer Glaube und lichtvolle Gefühle, Gedanken und Handlungen entstehen. Das harmonische Zusammenspiel von ruhigem Atem (Körper), liebevollen Gefühlen (Seele) und klarem Denken (Geist) ist eine wichtige Voraussetzung für die innere Entwicklung und nachhaltige Gesundheit bzw. Heilung. Am Empfinden des Körpers können wir immer feststellen, ob wir in Liebe und Harmonie leben oder ob unsere Seele leidet und wir geistig festgefahren sind.

Wenn wir zu sehr von unserem Seelenplan abgewichen sind, kann die Energie nicht mehr ungehindert fließen, und der Körper wird krank. Der Seelenplan ist ein persönliches Ziel, das wir schon vor Geburt mithilfe unseres Schutzengels festgelegt haben – ich werde im Kapitel »Liebe und Heilung« noch ausführlicher darauf eingehen.

Verantwortung übernehmen. Übernehmen Sie Verantwortung, denn wenn es Verantwortung und Entscheidungsfreiheit gibt, dann gibt es in gewisser Weise auch die Freiheit, Gesundheit oder Krankheit zu wählen. Ich will hier nicht die Behauptung aufstellen, dass es kein Schicksal gibt und dass jeder selbst für eine schwere Krankheit verantwortlich ist, aber ich möchte auf die wertvollen Selbstheilungskräfte aufmerksam machen, die in jedem Menschen existieren.

Nach all meinen Erfahrungen mit Patienten aus meiner früheren Praxiszeit und Teilnehmern meiner Lehrgänge zum Cosmogetischen Heiler bin ich davon überzeugt, dass der Heilungsprozess eines Menschen in erster Linie von der eigenen Verantwortung des Betroffenen abhängt. Der Weg führt immer wieder ins Urvertrauen und in die Selbstliebe. Ein jeder steht dauerhaft mit der göttlichen Heilquelle in Verbindung und kann das heilsame Licht an jede Stelle seines Körpers dirigieren. Wenn der Therapeut mit dem Betroffenen arbeitet, hängt der wirkliche Heilungsprozess auch vom Sich-Einlassen auf den Prozess, vom tiefen inneren Willen zur Heilwerdung, der eigenen Überzeugung und dem göttlichen Urvertrauen des Erkrankten ab. Ebenso von der damit verbundenen Bereitschaft, die Umstände, die zur Krankheit geführt haben, zu verändern. Alles ist Geist, alles ist Energie und kann von uns durch unsere Gedanken beeinflusst werden. Es gibt viele Möglichkeiten, die selbstverantwortliche Entscheidungskraft zu stärken. Folgende Fragen sollten geklärt werden: Woran glaube ich? Wie sehe ich mich? Liebe ich mich? Welchen Einfluss haben meine Gedanken, Gefühle und mein Verhalten auf meine Krankheit? Der

Weg nach vorne, in die Zukunft, soll aus der gegenwärtigen Situation hinausführen. Bei jeder Krankheit geht es auch darum, mit dem Erkennen der Ursache in der Vergangenheit die eigenen Muster zu begreifen. Die Gesundheit liegt in unserer Hand – in der Erkenntnis, dem Erleben und der Umsetzung und Befreiung des Erkannten, dem lichtvollen Wandel und Loslassen in Vergebung und Liebe.

Eigenverantwortung führt zu Freiheit. Nur wir selbst bestimmen durch unseren freien Willen unser Leben und unser Schicksal. Richten wir stets unser Bewusstsein in Freude und mit allen Sinnen auf eine lichtvolle Zukunft, werden wir diese auch erschaffen. Seien wir in allem stets ein aktiver und kreativer Teil der Lösungen. Wir können unser Leben »absitzen« oder es bewusst gestalten und mit einer lebendigen, heilsamen und erfolgreichen Kraft erfüllen. Wir sollten ein Vorbild für uns selbst sein, auf das wir stolz sind, und bei der Gestaltung einer lichtvollen Zukunft stets den ersten Schritt machen. Denn wir können uns immer dazu entscheiden, aktiv und voller Begeisterung unser Leben zu gestalten und das zu fördern, was uns und anderen guttut und voranbringt. Wir sind Mitschöpfer auf dieser Erde, und somit liegt die Verantwortung bei jedem Einzelnen und auch die Freiheit, wie er mit sich und der Welt umgeht.

Krankheit als Hinweisgeber. Auch der Gesundheitsaspekt kann auf den Menschen einen Einfluss ausüben, sich zu seinem Lebenssinn, der Liebe hin zu entwickeln. So kann eine irritierte Gesundheit uns dazu bewegen, uns an einer Weggabelung des

Lebensweges zu entscheiden, die vorherrschenden negativen und krankmachenden Gedanken zu verändern. Wir müssen lernen, bewusst die Verantwortung für unser Schicksal zu übernehmen. Wenn man sich nicht für seine Gesundheit entscheidet, ist dies auch eine Entscheidung, denn dann bestimmt der eingefahrene Lauf der Dinge über unser Schicksal. Sich zu entscheiden bedeutet aber, aus den eigenen Ängsten und Blockaden hinauszuwachsen und sich auf dem Weg zur Liebe hin zu bewegen. Mit welcher Krankheit man sich auch konfrontiert sieht, wichtig ist es, sich für die lichtvolle geistige Welt zu öffnen, sodass das heilende Licht frei fließen und alle Zellen durchfluten kann. In dieser Energie erkennt man, was einen blockiert, wo man steht und wohin man soll. In der Begegnung mit sich selbst, mit seinem wahren Ich, entwickelt sich die Kraft des Urvertrauens, und diese Kraft wiederum ist die notwendige Voraussetzung für eine echte und dauerhafte Heilung. In Gottvertrauen und wachem Bewusstsein leben wir in einer vollen Klarheit, die nicht durch das Auf und Ab oder gar durch ein Chaos von Gedanken- und Gefühlswirrwarr verschleiert wird. Dann können wir den Sinn des Lebens in jedem einzelnen Schritt und Ereignis erkennen. Dann spüren wir die ungetrübte Verbindung zu den lichten Kräften des Himmels. Damit entsteht das, was wir Urvertrauen nennen: die Gewissheit, dass wir als Licht vom Lichte immer des Heils und der Heilung würdig sind und uns die Kräfte des Himmels immer zufließen. In dieser inneren Haltung ist der Mensch offen für die Heilkräfte aus der höchsten Quelle. Wenn wir kein Urvertrauen besitzen, wird diese Lücke anderweitig gefüllt, meist mit Ängsten, die uns wiederum daran hindern, unsere Einheit mit dem göttlichen Licht zu erkennen. Die energetischen Blockaden durch die bewussten wie auch unbewussten Ängste sind die häufigsten Ursachen für Leid und Krankheit.

Wenn ein Mensch medizinische und therapeutische Maßnahmen in Anspruch nimmt, sollte er sich auch immer mit seinen Selbstheilungskräften auseinandersetzen. Denn für echten Heilerfolg ist der Betroffene über seinen Geist selbst verantwortlich.

Bedeutung von Ängsten. Ängste spalten uns ab, sie hindern uns daran, unsere Einheit mit allem, vor allem mit dem göttlichen Licht, das uns bis in die Zellebene durchdringt und für Harmonie und Gesundheit sorgt, zu erkennen, in dieser Kraft zu leben und daraus zu schöpfen. Angst, als Gegenspieler der Liebe, hat immer mit mangelndem Urvertrauen zu tun, und so merkwürdig es vielleicht klingen mag: Die Angst im Leben ist ein Spiegelbild der Angst vor dem Tod. Angst ist die Sorge, statt Fülle würde Mangel eintreten, statt des Lebens der Tod, statt unseres Seins ein Nichtsein erfolgen, ein Ausgelöschtwerden. Warum haben wir Angst vor dem Tod? Weil wir uns der Fülle des Lebens »danach«, des Weiterlebens im Jenseits nach dem Körperleben, nicht bewusst sind. Weil wir noch nicht erkannt haben, dass wir wahrhaft göttliches Licht sind und die Seele unsterblich ist. Wir sterben also mit dem irdischen Tod nicht wirklich, müssen aber die Kontrolle und das damit verbundene Ego zurücklassen. Aus den Ängsten entstehen dann weitere Ängste, doch wenn wir Vertrauen und Liebe zulassen, sind wir in der Lage, die Ängste durch Erkenntnis zu überwinden.

Dazu ist Vertrauen in die göttliche Führung wichtig und die Achtsamkeit gegenüber unseren Gedanken und Gefühlen. So wird eine Umpolung der Gewohnheiten und Muster ins Vertrauensvolle möglich. Angst vor drohender Krankheit ist letztlich auch die Angst, nicht mehr zu existieren, also die Angst zu sterben. Nehmen Sie sich so an, wie Sie sind, und werden Sie sich bewusst, dass Gott Sie liebt und Sie immer von den Engeln beschützt sind. Glauben Sie mir, jeder von uns ist schon oft gestorben, und doch haben wir alle es überlebt.

Krankheit als falsche Programmierung. Jede körperliche Erkrankung ist eine Stauung im Energiefluss, und jeder Schmerz ist auch ein Schrei der Seele. Die Zellkommunikation geschieht mittels Licht (Photonen). So ist es wichtig, wieder göttliches Licht in die erkrankten Bereiche zu leiten. Dies erfordert viel Vertrauen in Gott und an unsere uns innewohnenden Selbstheilungskräfte. Die geistige Welt ist stets an unserem lebensbejahenden Dasein interessiert und stellt uns all das heilende Licht zur Verfügung. Für das Universum gibt es keine Krankheit, sondern nur Vollkommenheit, Gesundheit und Fülle. Bei den meisten Krankheiten handelt es sich um eine falsche Programmierung des Unterbewusstseins. Sie entstehen also aus den falschen Programmen und den daraus resultierenden falschen Glaubenssätzen, die uns seit der Kindheit eingetrichtert wurden. Wir sind so lange von diesen unterbewussten Programmen überzeugt, bis wir sie ändern oder aber durch Krankheit dazu gezwungen werden. Denken Sie niemals, dass jemand anderes oder gar Gott an Ihrer Lebenssituation oder Ihrer Krankheit schuld ist. Die Verantwortung liegt immer bei uns selbst, dafür bekam der Mensch den freien Willen. Mit Ihrer Kraft, Ihren Selbstheilungskräften und Ihrem Vertrauen werden Sie alles schaffen und jede notwendige Korrektur in Ihrem Schicksal meistern. Gott wird Sie dabei unterstützen, denn seine Wahrheit ist vollkommene Gesundheit, Liebe und Harmonie.

Wie aus Angst Krankheit entsteht. Auf die Frage, wie aus Angst Krankheit entstehen kann, erhielt ich vom Himmel folgende Erklärung: Im Ursprung ist jeder Mensch so erschaffen, dass er von Licht durchflutet ist, dass er offen ist für die geistigen Impulse des Himmels und der göttlichen Führung und dass er zugleich ganz dem Leben auf der Erde positiv zugewandt ist. Wenn nun diese »Durchlichtung« in irgendeiner Weise blockiert wird, dann macht sich dieser Mangel an Lichtkraft in einem Organ oder an einem Körperteil durch Beschwerden und Krankheit bemerkbar. Aber warum fließt weniger Licht, wie können solche Blockaden des Lichtflusses entstehen? Es sind unsere eigenen Ängste, die uns verschließen und dazu führen, dass wir uns verkrampfen und in blockierenden Mustern steckenbleiben. Diese Angstmuster führen dann zu Beschwerden und Krankheiten. Angst ist eine Vorstellung, eine Projektion, die zwar eine subjektive Realität besitzt, aber keine objektive. Selbst bei der Angst vor einer schlimmen Krankheit oder vor dem Tod handelt es sich immer nur um Vorstellungen. Wir hegen Ängste, eben weil wir nichts Genaues über das, was nach dem Tod kommt, wissen. Ich habe diesem wichtigen Thema mein Buch »Jenseitige Welten« gewidmet. Wir haben vielleicht

Angst vor bedrohlichen Krankheiten, weil wir nicht daran glauben, dass sie überwunden werden könnten.

Die gesunden und ungesunden Ängste. Angst ist nicht generell unser Feind, sondern ein Teil von uns. Angst entsteht aufgrund von Erfahrungen, die sich in Gefühlen niederschlagen, und diese Gefühle speichern wir, sodass sie zu einem Teil von uns selbst werden. Angst hat durchaus eine hilfreiche Funktion, es geht aber darum, dass sie sich nicht verselbstständigt, dass sie sich nicht unnötig aufbläht, dass sie uns nicht unterdrückt und dass sie nicht unkontrollierbar wird. Angst darf nicht auf eine unmerkliche Art Macht über uns ausüben, indem sie uns klein, verzagt, hoffnungslos oder depressiv macht, weil sie uns einredet, dass wir nichts wert seien. Vor allem darf Angst nicht so die Oberhand über uns gewinnen, dass wir letztendlich Angst vor der Angst haben. Es gibt jedoch auch eine berechtigte und wichtige Angst. Man kann sie als »gesunde Angst« bezeichnen. Das sind all jene Angstimpulse, die unser Leben und Überleben sichern, z.B. vor Feuer, vor einem Angreifer, vor einem wilden Tier.

Störend wirken auf unsere Psyche und Gesundheit die »ungesunden Ängste«, die uns von Kindheit an von den Autoritäten eingeimpft wurden. Nehmen wir an, dass wir uns als Kind abgelehnt gefühlt haben. Daraus entwickelt sich die Angst, auch später im Leben abgelehnt zu werden. Wir sind dann in unserem Leben darauf bedacht, dass uns niemand durch Ablehnung verletzt, weil wir die Ablehnung fürchten. Um der Ablehnung zu entgehen, erschaffen wir uns ein unangebrachtes

Sozialverhalten, was uns selbst unzufrieden macht und unbewusst in Dauerstress versetzt, weil es uns von der Gesellschaft trennt: Wir verhalten uns dann zu ablehnend, vielleicht zu aggressiv, zu nachgiebig, zu überheblich oder zu unterwürfig. Diese Art von Angst hat nichts mit einer hilfreichen Angst zu tun, da sie nicht das Überleben sichert. Die daraus resultierenden Konflikte sind aus der aktuellen Resonanz heraus entstanden und tragen ein großes Krankheitspotenzial in sich. Falsche Verhaltensmuster setzen im Körper ein bestimmtes Muster von Neuropeptiden frei, was dann wiederum die Ursache für körperliche Fehlregulationen ist. Jeder Mensch steht vor der Herausforderung, ein Gleichgewicht zu bewahren zwischen Liebe und Licht einerseits und Angst und Schatten andererseits. Wenn wir dieses Gleichgewicht nicht haben, so kann uns die Schwere der Angst niederdrücken.

Ängste gehören zum Menschsein. Wenn wir es nach vielen Inkarnationen geschafft haben, pure Liebe zu sein und wir eines Tages alle Ängste aufgelöst haben, dann sind wir gottgleich, dann sind wir resonanzloses Licht und ins Paradies zurückgekehrt. Dann ist ein Lernaufenthalt auf der Erde nicht mehr nötig. Verurteilen Sie sich also nicht und auch keine anderen Menschen für Ängste, die sie noch haben, schließlich sind wir Menschen. Es geht vielmehr darum, dass gesunde Ängste ihren Platz in unserem Leben haben dürfen, wir aber darauf achten, uns nicht von Angstmustern manipulieren zu lassen und darüber unsere Entwicklungsschritte zu Liebe und Licht aufgeben, sondern dass wir immer in Achtsamkeit unserem vorgenommenen Ziel folgen.

Von den himmlischen Gefilden habe ich auch erfahren, dass nicht nur die meisten körperlichen und seelischen Beschwerden als Grundursache Ängste haben, sondern dass auch alle Lebensfragen auf Angst zurückgehen. Alle Antworten dagegen gründen auf Liebe, vor allem auf der Selbstliebe. Beschwerden sind also ebenso wie Fragen »Angstimpulse«, die der Entwicklung des Menschen dienen. Krankheiten und Probleme haben als Auslöser die Angst, Heilung und Auflösung gelingt durch Liebe. Der Prozess der bewussten Erkenntnis und lichtvollen Erlösung führt zu einem guten, individuell stimmigen Gleichgewicht. Vollziehen wir liebevolle und befreiende Schritte aus vollem Herzen und nicht nur mit dem Intellekt, dann stehen uns die Liebe, unendliche Heilkraft, die Weisheit und das Wissen des ganzen Kosmos zur Verfügung. Wir können unsere Ängste loslassen, wenn wir uns auf uns, auf Gott und seine Engel verlassen.

Hegen Sie die Absicht, gesund zu sein. Der Gesundheitszustand des Menschen wird durch seine Gedanken, seine Gefühle und seine Einstellung zu sich selbst und der Welt bestimmt. Gesundsein bedeutet, in unserem tiefsten Inneren vollkommener Gesundheit zu entsprechen. Bei Beschwerden und chronischen Krankheiten reicht es meist nicht aus, lediglich sich Gesundheit zu wünschen und positive Gedanken zu hegen. Es bedarf vielmehr der unumstößlichen Absicht und der Vorstellung, gesund zu sein. Ebenso bedarf es der bedingungslosen Überzeugung von der göttlichen Hilfe und der festen Absicht, die Programmierung seines Unterbewusstseins zu verändern und eine neue, liebevollere, lichtvollere, hilfsbereitere, selbst- und gottgefälligere

Realität einzunehmen. Dies bedeutet, die Gedanken und Gefühle zum Lichtvollen hin zu verändern. Es bedeutet, an dem eigenen Bewusstsein und seiner geistigen Entwicklung zu arbeiten, um wieder im völligen Einklang mit Gottes Schöpfung zu sein.

Heilung über Selbstheilungskräfte. Heilwerdung geschieht durch Erkenntnis und Erlebnis. Der Mensch lernt das Menschsein vom Menschen, somit ist vieles angelernt. Deshalb ist es bei Stagnationen und ganz besonders im Krankheitszustand wichtig, zu erkennen, was nicht mehr seinem Selbst entspricht, und sich für neue Erfahrungen zu öffnen, die dann ganz neue Perspektiven bieten. So können wir neue und gesunde Verhaltensmuster erschaffen und somit einen individuellen Weg zur persönlichen Entwicklung und Gesundheit. Eine Heilung ist über unsere Selbstheilungskräfte in jedem Gesundheitszustand möglich! Um dies zu erreichen, also unser volles Selbstheilungspotenzial auszuschöpfen, ist ein unumstößlicher Glaube an Gott und die Schöpfung sowie an die Heilung mit der felsenfesten Absicht, vollkommen gesund zu sein, unabdingbar. Wir dürfen niemandem eine Schuld an unserem Zustand geben, nicht mit Gott hadern, sondern wir müssen die volle Verantwortung für unser Leben und unsere Gesundheit übernehmen. Jeder Mensch sollte auch immer darauf achten, dass die Verantwortung und die aufgeladenen Bürden die Lebensfreude nicht überwiegen. Sonst bleiben auf Dauer die Leistungsfähigkeit und auch die Lebenstüchtigkeit auf der Strecke, und jegliche Leichtigkeit verwandelt sich in Schwere. Achten Sie immer bewusst auf diese Balance in Ihrem Leben. Die dann vorhandene innere Stimmigkeit und Zufriedenheit im eigenen Leben erschaffen Harmonie und mobilisieren Kräfte, vor allem die Selbstheilungskräfte. Will man Heilung erleben, bedeutet dies immer, sich selbst ganz und gar anzunehmen. Denn jeder Konflikt, den wir innerlich oder äußerlich führen, ist in Wirklichkeit der Konflikt mit uns selbst. Spüren Sie vom ganzen Herzen Liebe zu sich, ganz gleich, was ist und was Sie bewegt. Denn in hingebungsvoller Selbstliebe lassen sich, bewusst wie auch unbewusst, ursächliche Blockaden lösen. Dadurch kann auch die körperliche Durchlichtung wieder vollumfänglich geschehen, und die Heilungskräfte können ungehindert im Körper fließen. Im Zustand der uneingeschränkten Selbstliebe und des inneren Friedens ist man nicht manipulierbar und auch nicht verletzbar. In diesem vorherrschenden licht- und liebevollen Zustand kann Heilwerdung eintreten.

Heilkraft der Natur. Denken wir aber auch an die Heilkräfte, die die Natur uns bietet. Wenn man sich ganz darauf einlässt, ist die Natur ein hervorragender Therapeut, weil sie uns lehrt, in der Gegenwart anzukommen und daraus Kraft zu schöpfen. Die Natur begünstigt uns auch dabei, uns zurück auf das Wesentliche zu besinnen und wahre Bedürfnisse des eigenen Lebens zu erkennen und diesen nachzugehen, während das Unwichtige hierbei zurücktritt. Öffnen Sie sich für die beeindruckende Schönheit und die Kräfte der Natur, und öffnen Sie Ihr emotionales Herz für die vorhandene Energie der Heilung. Bedenken Sie dabei, dass wir das Schöne in den Dingen nur finden können, wenn es in unseren Gedanken und Vorstellungen ist. Aus der gegenwärtigen Besinnung auf das, was ist, öffnen sich auch die heilenden Kräfte in uns. Lassen Sie sich ganz auf die Schönheit, das Wesen und die Kraft der Natur ein, und genießen Sie die Qualität mit allen Sinnen. Nutzen Sie auch den Atem als dauerhafte Heil- und Kraftquelle. Wir können energieverbrauchend oder energieschöpfend atmen. Werden Sie sich Ihrer unbewussten Lebenshaltung durch Beobachtung des eigenen Atemrhythmus bewusst, und achten Sie darauf, tief und befreiend zu atmen. Alles, was Freude bereitet, nährt die Seele. Positive, liebevolle Erfahrungen und weise Einsichten können im Körper stagnierte Energie wieder in den Fluss bringen und die Heilung aller Zellen ermöglichen, und die Seelenkraft wächst durch liebevolle Erkenntnisse.

Gebete und Segnungen. Gebete und Segnungen zählen vermutlich zu den ältesten Heilkräften überhaupt und sind aus allen Kulturkreisen und Religionen bekannt. Gebete und Segnungen sind eine Heilmethode, die wir selbst ausüben können. Wenn Worte mit Gefühlen verbunden werden, um damit auf die Ebene der Tat, der irdischen Verwirklichung zu gelangen, dann ist das ein Schritt, um unseren Zielen näherzukommen. Sie bringen Klarheit und führen zu Eigenverantwortung und Selbstständigkeit, und das im Sinne eines ganzheitlichen Bewusstseins, da wir einerseits selbst aktiv werden und uns andererseits die enge Verbindung mit Gott, den Engeln und der ganzen Schöpfung bewusst machen.

Bei einem Heilungsgebet bitten wir um Hilfe und Heilung von einer göttlichen Ebene, mit himmlischen Kräften. Diese sind zwar auch in uns vorhanden, doch sind sie uns oftmals nicht oder zu wenig bewusst. Deshalb machen wir uns durch ein Gebet diese Kräfte bewusst, spüren sie im Herzen, bringen sie durch uns auf die Erde und lassen die hohen liebevollen und heilsamen Kräfte Realität werden. Es ist dabei wichtig, dass die Liebe in uns bewusst Einzug hält, damit das Licht Gottes durch uns fließen kann.

Ich schlage vor, dass Sie das folgende Heilungsgebet drei Wochen lang dreimal am Tag sprechen.

Heilungsgebet

»Ich weiß, dass ich Frieden, Licht und Liebe
in mir trage.

Möge die göttliche Intelligenz in mir mich dies
erkennen und an die Oberfläche treten lassen.

Möge ich mich, meinen Körper und mein Sein, so
wie ich bin, akzeptieren und mit allen Sinnen lieben.

Ich verbinde mich mit dem göttlichen heilenden Licht
und bin im Einklang mit der Ganzheit und mir selbst.

Mein Körper wird mit jedem liebevollen Gedanken
mehr und mehr mit Licht und himmlischer Heilkraft
durchflutet.

Ich vertraue auf die Gnade Gottes und bin mir meiner
Vollkommenheit bewusst.

Ich nehme in Liebe und Vertrauen mich und mein Leben an und öffne mich für die göttliche Führung.

Ich weiß, dass alles, was ich für mein Heilsein und meinen lichtvollen Weg benötige, in mir ist.

Ich bitte Gott um Führung auf meinem Weg, den ich in Liebe und Achtsamkeit gehe.

Ich bin bereit, meinem lichtvollen Seelenplan zu folgen und die Liebe in allen Lebensbereichen zu leben.

Ich vertraue auf Gottes Gnade und meine Stärke, dass alles sich heilsam entwickelt.

Ich lebe vom Herzen und gestalte lichtvoll, heilsam und voller Dankbarkeit mein Leben.

Amen.«

Heilsein durch Glauben und Vertrauen

Glauben und Vertrauen sind Grundpfeiler des Cosmogetic Healing. Ohne Glauben und Vertrauen ist Heilung nicht möglich. Geistiges Heilen kann sehr viel bewirken, weil der Geist über der Materie steht. Dabei ist der Grad der Wirkung sowohl vom Glauben des Heilers wie auch vom Glauben des Klienten abhängig. Denn der Glaube wirkt über die Materie. Schon in der Bibel steht »Euch geschehe nach Eurem Glauben« (Matthäus 9,29).

Achten wir unsere göttliche Seele. Eine göttliche Seele ist unverletzbar und unsterblich. In Liebe und innerer Stille können wir sie jederzeit erleben. In göttlicher Besinnung auf unser lichtes Inneres genesen wir von kleinen und größeren Leiden und erkennen, dass im göttlichen Frieden und himmlischer Verbundenheit jede Heilung möglich ist. Liebe in göttlicher Verbundenheit ist das Lebensziel jedes Menschen. Die Menschen folgen unterschiedlichen Wegen, und sie haben unterschiedliche Möglichkeiten, Raum in sich für das Urvertrauen zu geben. Vier wichtige Voraussetzungen sind: Glauben, Verstehen, Handeln und Loslassen.

Glauben an das Göttliche. Urvertrauen kann durch tiefen Glauben an das Göttliche, an die lichtvollen geistigen Welten, an die liebevollen Engel, an das Leben, an sich selbst und an die Menschen entstehen. Für die Entwicklung eines gesunden Urvertrauens geht es zunächst um das Verstehen, dass alles mit allem zusammenhängt, dass die Einsicht »wie oben, so unten« für uns gültig ist. Aus dem Verstehen kann dann ein Impuls entstehen, mehr zu glauben, anders zu denken, zu fühlen und zu handeln und belastende Dinge loszulassen. Wenn eine neue, heilere Sichtweise entsteht, entsteht eine heilere Realität. Befreiung im Loslassen statt verkrampftem Festhalten an alten Dingen wird mit wachsendem Urvertrauen immer mehr möglich. Lassen wir los und legen unsere Sorgen und Ängste Gott und den Engeln in die Hände. Übergeben wir unsere drängenden Fragen unserem Schutzengel, beten wir zu Gott, dass er Ruhe und Geduld in uns stärken möge. Es ist wichtig zu lernen, auch einmal die

Dinge sich fügen und geschehen zu lassen, ohne gleich zu entscheiden und zu handeln. Wir müssen uns jeden Tag immer wieder ganz konsequent für die Liebe entscheiden. Dann kann das Vertrauen in die himmlische Führung in allem Geschehen erwachen und wachsen. Durch die Entwicklung eines unerschütterlichen Glaubens an das Gute sind wir in der Lage, mit der Macht des Guten positiv umzugehen. Wenn wir an das Gute glauben, entwickeln wir in jeder Situation einen stimmigen Weg. Wenn wir nicht an das Gute der Schöpfung glauben, laufen wir Gefahr, im Umgang mit uns selbst und anderen unter Umständen auch zerstörerisch zu wirken.

Glauben auch in schwierigen Zeiten. Den Menschen fällt es meist leichter, Liebe und Vertrauen zuzulassen, wenn alles im Leben so läuft, wie sie es sich vorstellen. Doch es geht gerade darum, seinen Glauben an das Gute und an Gottes Kraft auch in weniger beflügelnden Zeiten zu bewahren und im tiefen Vertrauen aus allem etwas lichtvolles Neues zu erschaffen. Wir sollten stets darauf achten, dass alles, was wir tun, aus vollem Herzen, in Liebe und Freude geschieht. Damit diese Eigenschaften zu jeder Zeit selbstverständlich werden, können wir mit Gebeten, Segnungen, Meditationen, Gesprächen, Momenten der Ruhe, ausgedehnten Spaziergängen in der Natur und erhöhter Aufmerksamkeit im Alltag uns selbst und auch anderen helfen. Glauben Sie also von ganzem Herzen an eine lichtvolle Zukunft, an ein liebevolles Zusammenleben und an Harmonie in Ihnen und an vollkommene Gesundheit.

Glauben als Grundbedürfnis. Das seelische Empfinden des Glaubens und der Suche nach der Wahrheit entspricht dem Grundbedürfnis jedes Menschen. Auch Atheisten glauben nämlich daran, dass es als letzte Wahrheit ein »Nichts« gäbe. Sie können genauso wenig rational beweisen, dass alles nichts sei, wie Gläubige ihnen beweisen könnten, dass es Gott und die Engel gäbe. Wahrheit ist eine Kraft, die gleichsam in den grob- und in den feinstofflichen Ebenen zu Hause ist und wirkt.

Der Glaube an das Göttliche und Wissen über die geistigen Welten sind die Voraussetzung, damit wir das Geistige als Realität erkennen, in den Kräften des Erwachens, der Einsicht, der Erkenntnis und der Liebe. Lebt der Mensch danach, kann sich der innere Frieden entfalten. Alles wird zu seiner Zeit seine Heilung auf allen Ebenen erfahren. Diese Erkenntnis ist nötig, um die innere Weisheit zu haben für das tatsächliche Erleben des Göttlichen.

Das folgende Gebet kann Ihnen helfen, Ihre Belastungen wie auch Ihre Zweifel loszulassen.

Gebet zur Stärkung des Vertrauens

»Liebe lichtvolle geistige Welt, liebe Engel,

bitte helft mir, Gottes Kraft in mir stets zu entfalten und das Leben in allen Facetten anzunehmen und zu meistern. Bitte nehmt alles Belastende von meinem Herzen und begleitet meinen Weg.

Bitte nehmt euch der Angelegenheiten in meinem Leben an, die ich selbst nicht beeinflussen kann, und wandelt alles im Diesseitigen wie Jenseitigen in die gütige, lichtvolle und liebevolle Kraft.

In Gottes Liebe will ich leben und das Gute vorleben. Ich glaube an die Liebe, an Gottes Schöpfung und die Kraft des Geistes.

Ich stehe offen und voller Vertrauen den Entwicklungsprozessen in meinem Leben gegenüber und bin lichtvoll und stark.

Amen.«

Erst durch den Weg der Demut und durch die Entwicklung eines unerschütterlichen Glaubens an das Gute sind wir in der Lage, mit der Macht der Liebe positiv umzugehen. Das, was Sie heute in Ihrem Herzen fest glauben, kann bereits morgen eintreten. Glauben Sie fest an die positive Kraft in Ihnen, und sehen Sie sich in Ihrem gedanklichen Selbstbild immer strahlend und gesund.

Fülle statt Eingrenzung. Es ist ganz wichtig, sich nicht unbewusst einzuschränken, sondern im Gedankengut in allen Bereichen immer Ganzheit, Fülle und Gesundheit zu spüren. Materielle Sicherheit und Glück gehören ebenso zum irdischen Leben wie Gesundheit und geistige Entwicklung. Sehen Sie sich immer lichtvoll, glücklich, erfüllt und in strahlender

Gesundheit, sonst kann sich auch nichts zum Positiven hin verändern.

Das Verändern der persönlichen Ziele und der persönlichen Vorstellungen ermöglicht es, sich selbst positiver wahrzunehmen und sich so weiterhin liebe- und lichtvoll zu entwickeln. Das Lebensmotto auf Erden sollte immer sein: »Ich nutze das Leben, finde mein Glück und meine Liebe und bin stets voller Kraft und Gesundheit.« Denn je mehr die Liebe wächst, desto kleiner wird die Angst. Dieses lichtvolle fließende Gefühl bedeutet Freiheit, Gesundheit und Glück. Wir sollen lernen, immer liebevoll aus vollem Herzen zu leben.

Loslassen statt festhalten. Das wahre Glück erlebt man im tiefen Gefühl, nichts festhalten zu wollen. Denn Festhalten geschieht aus Angst, Loslassen aus Liebe. Wir können alle in Wirklichkeit nichts im Außen festhalten oder dauerhaft kontrollieren. Denn alles ist vergänglich, außer der Seele und des Geistes. Die Umsetzung dieser Erkenntnis erfordert Vertrauen ins Leben und Vertrauen in die Schöpfung und unterliegt dem freien Willen des jeweiligen Menschen. Fangen Sie am besten sofort, hier und jetzt damit an, loszulassen. Wir leben nicht, um zu kämpfen und schließlich zu sterben; wir leben, um uns zu entwickeln. Die Qualität des Lebens und das Lebensgefühl bestimmt jeder selbst mit seinem freien Willen. Es kommt ausschließlich darauf an, aus welcher inneren Lebensphilosophie heraus Sie Ihr Dasein gestalten. Achten Sie vermehrt auf ein liebevolles und lichtvolles Gedankengut, zaubern Sie ein Lächeln auf Ihre Lippen, und umarmen Sie innerlich die Welt, so erschaffen Sie sich ein selbstverantwortliches Leben in Glück, Erfolg und Gesundheit.

Einklang von Geist, Gefühl und Körper. Es ist wichtig, die Kräfte des Körpers mit denen des Gefühls und der Gedanken zu verbinden. Gesundheit benötigt die dauerhafte Durchlichtung unserer Zellen und Zellsysteme und einen stimmigen Hormonhaushalt, dann ist auch das Immunsystem intakt. Dafür müssen Körper, Seele und Geist im Einklang sein. In unseren Gefühlen sollten Vertrauen, Offenheit, Weisheit und Liebe dominieren und nicht Angst und Misstrauen. Dazu gehört ein freier Geist, woraus sich der wahre Glaube und das Vertrauen in Gott und die Schöpfung stärken.

Wir sind Teil des Gesamten. Alles ist mit allem verbunden, nichts existiert im Universum isoliert, nur der intellektuelle Glaube, also unser Gedankengut, trennt uns vom Ganzen. Wenn wir dies begreifen, uns wieder als einen Teil des Gesamten verstehen und mit allem schwingen, können wir unseren Ursprung und unsere Ganzheit spüren. Segnen Sie sich, Ihren Körper, Ihre Gesundheit und Ihr Tun, und lassen Sie den himmlischen Segen in allem wirken. Wenn Sie an einen Wunsch oder an einen Menschen von ganzem Herzen glauben, so hüllen Sie ihn durch Ihre Liebe in gute Energie ein. Denken Sie liebevoll an alles, was Sie bewegt, und lächeln Sie es innerlich von Herzen an. So erschaffen Sie eine lichtvolle Kraft, die sich über alles legt und lichtvoll für Sie, für Ihre Gesundheit, Ihre Zukunft und Ihre Mitmenschen wirkt. Dies gibt allem einen lichtvollen

Schutz und verstärkt das Energiefeld, durch das dann die himmlischen Kräfte wirken können. Gehen Sie voller Liebe und mit Freude die anstehenden Dinge an, spüren Sie Freude und Heilsein, und seien Sie sich in jeder Lage Ihrer Schöpferkraft bewusst. Ihr Weg ist immer lichtvoll, jedoch nur Sie können ihn gehen. Jeder Mensch hat die Fähigkeit, sich zu liebevollen, kreativen Lösungen und zu lichtvollen Kräften hin zu entwickeln.

Folgen Sie Ihrem Herzen. Ihr Weg ist frei, machen Sie sich auf die Reise, und folgen Sie Ihrem Herzen. Machen Sie sich bewusst, dass niemand Ihnen im Weg stehen wird, außer Sie sich selbst. Lassen Sie sich nicht von Unsicherheiten, Angst und Zweifel irritieren, sondern besinnen Sie sich auf Ihre Kraft und Ihren lichtvollen Glauben. Hören Sie auf Ihr Herz, folgen Sie ihm mutig und mit Gottvertrauen, und stellen Sie Liebe, Hoffnung und Vertrauen über die Angst und die unglücklich machenden alten Muster. Leben Sie nach dem Motto: »Wo Angst ist, möchte Liebe wachsen, und wo Krankheit ist, möchte Gesundheit entstehen.« Sie benötigen dafür Ihr Vertrauen und einen unerschütterlichen Glauben an sich und Ihre geistige Führung. Glauben Sie an sich, und Ihr Herz wird Sie liebevoll leiten.

Ein waches und lichtvolles Bewusstsein und ein gelebter Glaube unter Zuhilfenahme von unterstützenden, lichtvollen und kraftgebenden Gebeten und Segnungen werden Zufriedenheit, Glück und Gesundheit anziehen und stärker und dauerhaft manifestieren können. Dazu gehört auch, sich in Dankbarkeit mit dem Himmel verbunden zu fühlen und täglich in Lebensbejahung und Zuversicht Gott und die Perfektion der Schöpfung zu würdigen. Unerschütterlicher Glaube an das Lichtvolle und Gute stärkt das innere Gleichgewicht und verstärkt auch die positive Lebenseinstellung. Gleichgewicht bedeutet auch, Gutes und Lichtvolles zu vollbringen und zu ernten. Großzügigkeit und Offenherzigkeit sind Anziehungskräfte für ein gesundes und erfülltes Leben. Nur wer sich selbst liebt und achtet, und nicht nur seine Wunschbilder von sich, kann seine Liebe auch mit anderen Menschen teilen. Lassen wir los, was wir glauben, sein zu müssen. Lieben und umarmen wir uns von ganzem Herzen, und nehmen wir uns so an, wie wir sind.

Gedanken und Heilung

Mit unserem Denken erschaffen wir uns unsere Wirklichkeit. Gott ist in uns und wir in ihm, deshalb sind wir Schöpfer und mit allem eins. Durch unsere vorherrschenden Gedanken formen sich unser Schicksal, unser Umfeld und unsere Lebensumstände, somit auch Glück oder Unglück und Gesundheit oder Krankheit.

Es ist somit von großer Wichtigkeit, wie unsere Gedanken beschaffen sind, denn so, wie wir denken, so leben wir. Unser Unterbewusstsein speichert alles, was nach unserer Meinung das Leben ausmacht. Durch unsere Gedankenkraft wird das Unterbewusstsein von uns fortlaufend genährt und so auch unser Leben gestaltet. Unser Glaube und unsere Vorstellungen müssen dabei nicht immer richtig sein. Aber weil wir es glauben, können sich unsere Vorstellungen realisieren. So erschaffen wir unsere Welt über unsere Vorstellungen und sind somit der Urheber von vielem, was uns widerfährt. Machen wir uns bewusst, dass jeder für seine Lebenssituation und seine Gesundheit wie auch für seine Krankheiten Verantwortung tragen muss und nur er selbst eine Veränderung herbeiführen kann.

Unsere göttliche Seele ist vollkommen, und durch unseren Geist sind wir mit Gott und seinen Helfern, den Engeln, verbunden und können stets bei allen Angelegenheiten um Hilfe bitten.

Achten Sie immer auf ein positives Gedankengut. Wenn Sie auch nur eine einzige negative Lebenseinstellung durch eine positive Sichtweise austauschen, kann sich bereits etwas in Ihrem Leben zum Guten verändern. Es ist wichtig, sich stets seiner Gedanken, sowohl der positiven wie auch der negativen, bewusst zu werden und seine geistige Anbindung nicht zu vernachlässigen.

Schädliche Überzeugungen ablegen. Unsere Gedanken lösen Gefühle in uns aus, die die emotionalen Erlebnisse aus der Vergangenheit ausdrücken und oftmals zu krankmachenden Verhaltensmustern führen. Selbst in neuen Situationen reagieren wir mit den alten Emotionen, weil diese uns unbewusst vertraut sind, selbst wenn sie heute nicht mehr angemessen, sondern eher behindernd, oftmals sogar zerstörerisch wirken. Die meisten Gedanken, Gefühle und Reaktionen, die in einer heutigen Situation auftreten, haben ihre Ursache in frühkindlichen

Verletzungen. Wir müssen also die im Unterbewusstsein tiefsitzenden Überzeugungen auflösen, um uns von den alten, nun nicht mehr passenden »Überlebensstrategien« zu befreien, um nicht in einem schier unendlichen Kreislauf von sich gleichenden Situationen und Problemen festgefahren zu sein. Der Schlüssel zur Heilung liegt im Erkennen unserer unbewussten Überzeugungen, die unsere seelischen Störungen und auch unsere körperlichen Erkrankungen ausgelöst haben. Wir müssen einen Erkenntnisprozess in Gang setzen, wenn wir eine vollständige Heilung und nicht nur eine zeitweise Unterdrückung der Symptome erreichen möchten.

Dem Universum ist nichts unmöglich, Hindernisse im Leben entstehen in unserem Kopf und Komplikationen durch komplizierte Gedanken. Bemühen wir uns also vermehrt um liebevolle Gedanken, dann erschaffen wir uns auch einen liebevollen, gesunden Körper, eine liebevolle Umwelt wie auch einen liebevollen Charakter.

Licht- und liebevolle Gedanken erschaffen Heilung und Heilsein, während negative, nicht losgelassene Gedanken und Gefühle aus der Vergangenheit Depression und Krankheiten erschaffen können. Typische Beispiele für unheilsame Gefühle sind Wut, Hass, Ablehnung, Angst und scheinbare Hilflosigkeit.

Wir selbst sind Schöpfer, da wir ein Teil von Gott sind.

Wenn wir Gesundheit als Normalzustand verinnerlicht haben, wird Gesundheit unser Begleiter sein. Ebenso verhält es sich mit Glück, Erfolg, Wohlstand und erfüllenden Partnerschaften. Sind wir allerdings der Meinung, dass Krankheiten, Pech und Not zu unserem Schicksal gehören, werden wir diese anziehen. Wenn wir auf unsere Gedanken achten und unser Handeln positiv auf Gott ausrichten, dann nehmen wir unser Leben aktiv in die Hand und sind nicht dem Schicksal ergeben, denn wir sind immer das, was wir denken.

Ängste transformieren. Die Angst ist ein starkes, negatives Gefühl, das ein großes zerstörerisches Potenzial besitzt, und jeder Gedanke, der mit einem starken Gefühl verbunden ist, manifestiert sich schneller und kraftvoller. Deshalb ist ein starkes Ur- und Gottvertrauen unabdingbar, um tief verwurzelte, blockierende Ängste zu überwinden und vertrauensvoll zu transformieren. So können Sie viel heilende Energie freisetzen. Ich finde es hilfreich, sich hierzu das folgende Zitat aus dem Neuen Testament zu vergegenwärtigen:

»Wenn ihr nicht umkehrt und werdet wie die Kinder, so werdet ihr nicht ins Himmelreich kommen.«

Kinder handeln spontan, zeigen unverblümt ihre Liebe und Freude. Sie haben keine Zukunftsängste und keine Sorgen bezüglich der Gesundheit. Sie sind glücklich, verspielt und verharren nicht in Sorgen. Sie sind ehrlich, hemmungslos und gehen offen auf jeden zu, solange sie noch keine schlechten Erlebnisse hatten. Kinder verlassen sich auf ihre Eltern, so wie wir uns auf uns und auf Gott verlassen sollen. Jesus spricht hier vom Umkehren, also vom Loslassen des falschen Egos, von falschen Gedanken und Vorstellungen.

Es geschehe nach eurem Glauben. Unser Bewusstsein bildet die Grundlage unseres Seins. Unsere Wahrnehmungen, unser Denken und Fühlen entsprechen nicht der Realität, wie sie ist, sondern wie wir glauben, dass sie ist. Alles erscheint so, wie wir es sehen, denn unser Bewusstsein erschafft unsere Wirklichkeit. Unser Leben spiegelt uns eine Illusion. So, wie wir denken, fühlen, sprechen und handeln, so schaffen wir unser Bild. Durch Achtsamkeit und Veränderung auf der Bewusstseinsebene können wir unsere Wirklichkeit verändern. So können Blockierungen und falsche Überzeugungen, die ein falsches Ich erschaffen haben und uns von uns selbst und von Gott getrennt haben, geheilt werden. Dann können wir in die Ganzheit zurückfinden, und Ganzheit bedeutet Heilsein, während Krankheit eine Trennung von unserem wahren Selbst bedeutet.

Geben Sie der Krankheit keine Energie. Stellen Sie sich selbst immer vollkommen gesund vor, und leben Sie auch so. Stellen Sie sich auch einen erkrankten Körperteil als lichtvoll und gesund vor. Vermeiden Sie, mit anderen über Ihre oder deren Krankheiten zu reden. Wenn Sie gefragt werden, wie es Ihnen geht, möchte ich Ihnen raten, zu antworten: »Ich bin zufrieden«, und untermauern Sie dabei Ihre Aussage mit einer zufriedenen Ausstrahlung. Jeder belastende Gedanke, jedes pessimistische Gespräch und Gefühl, das sich um die Krankheit dreht, versorgt diese mit Energie, und Sie werden dabei schwächer.

Hören wir also lieber damit auf, uns mit der Krankheit oder mit Schmerzen zu beschäftigen, sondern verinnerlichen stattdessen die Einstellung, dass wir diese Krankheit oder diesen Schmerz für unsere Entwicklung nicht mehr brauchen, und schicken wir sie weg.

Viele beschäftigen sich viel zu intensiv mit ihrem Leid, statt Licht und Heilung in ihre Gedanken zu lassen. Sie sprechen zu viel über ihre Erkrankung, erzählen anderen davon, und diese drücken im Gegenzug ihre Besorgnis oder ihr Mitgefühl aus. Die Gesprächspartner trauen sich aber oft nicht mehr, in Gegenwart des Erkrankten freud- und lichtvoll aufzutreten – mancher beginnt sogar, sich an die eigenen Probleme zu erinnern und fängt ebenfalls an zu klagen.

Alles Geschehnisse, die wenig aufbauend sind, sondern das Energiefeld schwächen, die Krankheit unterstützen und der Gesundheit keineswegs förderlich sind. Von Gottes Heilkraft sind solche Menschen dann weit entfernt, und ihr Fokus ist überwiegend auf die Krankheit anstatt auf Heilung und Gesundheit gerichtet. So halten sie ihre Krankheit mental fest.

Eine medizinische Therapie ist wichtig und sinnvoll. Um aber ganz gesund zu werden und wieder lichtvoll im Leben zu stehen, ist es nicht ausreichend, nur von außen Linderung zu erfahren, sondern man muss sich bewusst und aktiv gegen die Krankheit einstellen. Geben Sie einer Erkrankung keine Energie, sondern sagen Sie innerlich: »Ich will sie nicht, und ich brauche sie nicht, sie muss gehen.« Achten Sie auf einen tiefen und ruhigen Atem, und stellen Sie sich in das göttliche Licht, empfinden Sie Dankbarkeit, und achten Sie stets auf licht- und liebevolle Gedanken. Sehen Sie ausschließlich Licht und Gesundheit in allem und jedem.

Der Mensch, der sich seine Herzenskräfte bewahrt hat oder sie wiederfindet, der einen Seelenzugang zu Gott und den geistigen Welten besitzt, befindet sich in steter Verbindung mit seinem Seelenplan und wandelt liebe- und lichtvoll, voller Gottvertrauen auf seinem Lebensweg und erfährt in allem die geistige Unterstützung und Heilung.

Hierzu empfehle ich folgende Mediation:

Meditation für das Sich-Einschwingen in Gottes Heilkraft

Setzen Sie sich aufrecht und bequem hin, und schließen Sie Ihre Augen.

Entspannen Sie Ihren Körper, und achten Sie bewusst auf Ihre Schultern; lockern Sie sie.

Atmen Sie tief ein und aus, spüren Sie die Liebe in Ihrem Herzen, und lächeln Sie sich und die Welt an.

Schenken Sie den Gedanken, die in Ihnen aufsteigen, keine Beachtung, sondern sagen Sie innerlich: »Gedanken sind unwichtig, nur mein Atem ist wichtig«, und folgen Sie Ihrem harmonischen Atem.

Genießen Sie jeden Atemzug, bis Sie spüren, dass harmonischer Atem, liebevolle Gefühle und klarer Geist eine lichtvolle Einheit bilden und Sie sich bewusst als Ganzes erfahren.

Um diesen Zustand zu halten, lassen Sie sich Zeit, und atmen Sie mehrmals tief durch. Spüren Sie die

Wärme in Ihrer Brust. Schenken Sie sich ein Lächeln, und sprechen Sie mit tiefem Gefühl innerlich zu sich selbst:

»Ich bin Liebe. Ich bin Liebe. Ich bin Liebe.«

Denken und empfinden Sie nur noch Liebe.

Spüren Sie mit jedem Wort die Liebe in Ihnen immer intensiver, schwingen Sie sich auf diese Weise immer mehr in diese Energie Gottes hinein.

Nehmen Sie wahr, wie mit jedem Wort und dessen Empfinden der Frieden in Ihnen sich immer mehr ausbreitet und Sie sich im großen weißen Licht stehend erleben.

Spüren Sie, wie Gottes Licht sich über Sie ergießt und sich in Ihnen immer mehr ausbreitet. Das Licht Gottes fließt heilsam in jede einzelne Zelle Ihres Körpers.

Genießen Sie die heilende göttliche Schwingung der Liebe, und lassen Sie sich ganz darauf ein.

Kommen Sie, wenn Sie möchten, langsam zurück, und bewahren Sie die heilsame Liebe in Ihrem Herzen mit dem tiefen Bewusstsein, dass Sie geliebt werden und alles sich lichtvoll fügen wird.

Zur Intensivierung Ihrer Gottverbundenheit können Sie täglich auch folgende Affirmation nutzen, die Ihnen helfen kann, Ihr liebevolles Bewusstsein zu erweitern und in göttlicher Präsenz zu sein:

Affirmation zur Intensivierung der Gottverbundenheit

»Ich bin in Gott, Gott ist in mir, ich bin mit allem in Frieden.

Das dauerhafte Spüren einer allumfassenden Liebe in meinem Herzen gibt mir Vertrauen.

Ich bin Liebe und stehe in Gottes Leuchtkraft.«

Die weitere Übung ist sowohl für den Menschen, der sich selbst heilen möchte, wie auch für die Person, die als Heiler oder Heilerin wirkt, sinnvoll. Sie dient der geistigen Anbindung, der Reinigung und Klärung von eventuell vorhandenen Blockaden und Entwicklungshindernissen und ermöglicht lichtvolle Erkenntnisse.

Erkenntnisübung

Setzen Sie sich bequem hin, und atmen Sie mehrmals tief durch.

Laden Sie Ihren Schutzengel in Ihr meditatives Wirken ein, und sprechen Sie: »Mein lieber Schutzengel, sei bei mir, und wirke in allem, was ich tue. Amen.«

Entspannen Sie Ihren Körper von unten nach oben.

Spüren Sie in sich hinein, ob im Körper eine Blockade oder ein dunkler Fleck empfunden wird. Dort fühlen Sie bitte hinein.

Spüren Sie in der Mitte des Brustraums das Herzchakra warm und weich. Achtung, nicht die Blockaden ins Herz projizieren, sondern ins Chakra, mittig der Brust.

Stellen Sie sich die Frage, bzw. nehmen Sie bewusst wahr: »Wo genau, also eher links oder rechts, oben oder unten oder mehr mittig ist diese Blockade oder dieser seelischer Schmerz im Herzchakra gespeichert?« Jeder Schmerz und jede Blockade, die im Körper zu spüren sind, haben auch eine Entsprechung im Herzchakra.

Fragen Sie in das Herzchakra, in die Mitte der Brust, hinein: »Wann ist dieses Gefühl, dieser Schmerz zum ersten Mal aufgetaucht?«

Beobachten Sie die Bilder oder Erinnerungen, die auftauchen. Es kann auch das Bild eines kleinen Kindes auftauchen. Hierbei handelt es sich dann um Ihr »inneres Kind«.

Nehmen Sie Ihr inneres Kind mental an die Hand, und sprechen Sie zu ihm bzw. zu Ihrem Selbst ein heilsames Segensgebet:

»Ich weiß, dass du die Liebe, Anerkennung und Fülle, die du gebraucht hättest, nicht bekommen hast. Aber du sollst wissen, dass du diese Liebe, Anerkennung und Fülle nur von der lichtvollen, geistigen, göttlichen Welt bekommen kannst! Schau, ein lichtvoller, göttlicher Strahl fließt auf dich herunter. Nimm ihn an, spüre die göttliche Liebe, und lasse dich von ihm erwärmen.«

Geben Sie Ihrem Selbst bzw. Ihrem inneren Kind eine Pause, um das Erlebnis von Licht, Wärme und Liebe nachwirken zu lassen.

Wenden Sie sich nun erneut an Ihr Selbst bzw. Ihr inneres Kind, und sprechen Sie innerlich: »Hinter dir steht dein Schutzengel und umhüllt dich mit seinen Flügeln. Genieße seine Hülle. Du wirst geliebt!«

Stellen Sie sich vor, dass ein lichtvoller Strahl auf Sie herunterfließt. Spüren Sie ihn wie einen Wasserfall, der weich, voller Licht und Liebe durch Ihren tiefen Atem über und durch Ihren Körper fließt.

Dirigieren Sie dann die lichtvolle Heilkraft dahin, wo sie benötigt wird oder wo Sie sie gern haben wollen, und genießen Sie das Wirken des heilenden Lichtes.

Zum Abschluss der Übung lächeln Sie nun nacheinander Ihren sieben Chakras zu (siehe Kapitel »Energiezentren des Körpers«) und schicken Liebe hinein, von oben nach unten, um wieder ganz auf der Erde »zu landen«.

Spüren Sie zum Abschluss in Ihrem Herzchakra ein lichtvolles Kreuz. Atmen Sie tief ein, wobei sich in Ihrer Vorstellung ein Lichtkreuz nach oben entfaltet, in den Himmel. Dann atmen Sie aus, und das Lichtkreuz geht nun tief in die Erde hinein. Beim weiteren Atmen entfaltet sich das Kreuz nun nach links bzw. nach rechts.

Danach stellen Sie sich einen Lichtkreis vor, der sich schützend um Sie legt, Sie in Ihre Mitte bringt und zugleich mit Himmel, Erde und der Welt verbindet.

Beenden Sie die Meditation, indem Sie Licht und Liebe in Ihr Herzchakra schicken und Sie zu sich innerlich sagen: »Ich weiß, ich werde geliebt! Liebe ist in mir! Ich liebe mich!«

Nun atmen Sie noch mehrmals tief durch, kommen Sie wieder zurück, und fühlen Sie sich willkommen.

Durch diese Übung kann Ihr Unterbewusstsein erkennen, dass die Liebe in Ihnen bereits vorhanden ist und Sie sie nicht irgendwo im Außen suchen müssen. All die Liebe ist bereits da, und Sie können sich Liebe mit Gottes Hilfe und der Engel selbst zufließen lassen.

Bewusstseinsarten

Je mehr wir uns mit uns und mit geistiger Heilarbeit beschäftigen, desto mehr werden wir mit den verschiedenen Bewusstseinsformen konfrontiert, denn mit unserem Bewusstsein erschaffen wir uns unsere Wirklichkeit.

Bewusstsein. Mit dem Begriff »Alltagsbewusstsein« kann man das Bewusstsein am besten beschreiben. Dieser Begriff beschreibt, mit welcher Art von Bewusstsein wir es zu tun haben. Bewusstsein ist all das, was wir im wachen Zustand in der Gegenwart bewusst erleben! Bewusstsein ist alles Geistig-Seelische, das erdgebundene Erleben wie auch die spirituellen Erfahrungen. Bewusstsein ist all das, was wir an Gedanken und Gefühlen, Erinnerungen und Erwartungen, Tagträumen und Ahnungen Tag für Tag erleben. Es ist also das Bewusstsein im Alltag.

Unser Alltagsbewusstsein wird vor allem durch unsere Sinneserfahrungen gebildet und beeinflusst sowie durch die mentalen und emotionalen »Filter«, durch die wir unsere Erlebnisse bewerten und einordnen.

Unterbewusstsein. Das Unterbewusstsein ist eine wichtige Instanz, die unser Überleben sichert, indem sie uns durch »gesunde« Angst und der daraus resultierenden Vorsicht vor gefährlichen Ereignissen schützt. Allerdings ist das Unterbewusstsein auch Sitz von vielen »ungesunden« Ängsten, die uns im Leben blockieren. Es besteht zunächst nicht aus sich selbst heraus, sondern wird durch Sinneseindrücke, die wir vom Beginn des Lebens an aufnehmen, nach und nach gebildet und verfestigt sich dann, sodass es wie ein eigenständiges Gebilde wirkt. Mit diesen äußeren Sinneseindrücken stellen sich mehr und mehr Bewertungen ein. Mit der Zeit bestimmen die Sinneseindrücke, die ähnlich oder gleich bewertet werden, die Muster, die sich im Unterbewusstsein festsetzen und uns von nun an mit einer gewissen Eigendynamik bestimmen. Das Unterbewusstsein wirkt als Steuerungsorgan in unserem Alltag, das Dinge anzieht, die wünschenswert und vielversprechend erscheinen, und andere abstößt, die es als gefährlich einstuft.

Auch Prägungen karmischer Natur aus früheren Leben sowie genetische und feinstoffliche Prägungen von Eltern und Ahnen können uns beeinflussen.

Überbewusstsein. Beim Überbewusstsein, auch göttliches Bewusstsein, kosmisches Bewusstsein oder Höheres Selbst genannt, handelt es sich um eine Form, einen Zustand oder ein Schwingungsfeld des Bewusstseins, das ganz offen für feinstoffliche, rein geistige Erscheinungen ist, die jenseits von Raum und Zeit sind. Es ist mit den höheren Dimensionen des Göttlichen verbunden. Es hat auch ständigen Kontakt zur Akasha-Chronik, dieser göttlichen Dimension, wo alles Wissen aus dem Erdendasein und dem Jenseits gespeichert ist.

Gleichklang der Bewusstseinsarten. Ein harmonisches und heiles Leben findet seine Erfüllung, wenn sich alle Bewusstseinsarten im Gleichklang befinden. Betrachten Sie alles aus liebevollen Augen, und Heilung kann geschehen. In liebevollem Betrachten sind die Zusammenhänge im Leben erkennbar. Wenn wir alles lichtvoll und sinnerfüllend betrachten, sind wir in der Lage zu verstehen und können unsere Unsicherheiten loslassen. So kann auch zunehmend Vertrauen in alles Sein erwachen, wie auch der Mut, das Leben mit neuem, liebevollem Gedankengut und gesunden Verhaltensweisen anzugehen. Im veränderten Handeln kann erst das Loslassen des Vergangenen stattfinden, die Liebe und das Vertrauen sich stärken und Heilung geschehen.

Spüren Sie die heilende Kraft in Ihnen, und leben Sie in innerer Ruhe. Achtsamkeit heißt, ein Bewusstsein dafür zu entwickeln, was uns guttut und was uns schaden könnte. Beim bewussten Nichtstun gebe ich meinem Herzen die Chance, seine Bedürfnisse anzumelden, entspanne mich, und die Selbstheilungskräfte können sich frei entfalten. Machen Sie alles in Ruhe, und schöpfen Sie immer wieder Kraft aus bewussten Momenten.

Gesundheitsfördernde Lebensbetrachtung

Angst ist die Wurzel von Krankheiten. Stress ist die Unfähigkeit, äußeren Reizen in Gelassenheit und Stärke begegnen zu können. Dies ist Folge und Ausdruck von innerer Spannung durch unbewusste wie auch bewusste Ängste. Die Menschen reden nicht gern über die Angst, weil sie sich dann verwundbar fühlen. Der moderne Lebensstil überspielt gern dieses tiefgründige Thema, indem es eher mit dem neumodischen Wort »Burn-out« belegt wird. Doch die Wurzel aller Probleme und der meisten Krankheiten sind tief sitzende Ängste. Diese kommen aus alten, unverarbeiteten Verletzungen, aus nicht gelebter Trauer, die im Unterbewusstsein gespeichert sind. Zudem hat der moderne Mensch seine Verbindung zu den geistigen Wurzeln verloren, was zu mangelndem Ur- und Gottvertrauen führt. Dies spielt eine entscheidende Rolle bei Unvermögen und niederem Energielevel und fördert die Entstehung von Überforderung und Krankheiten.

Liebe und Urvertrauen. Die Vorbeugung und Bewältigung von Ängsten, Burn-out und Krankheiten können nur durch Besinnung auf die Wurzeln unseres Seins und Heilseins geschehen, und das sind Liebe und Urvertrauen. Alle Probleme kommen aus der Angst und den daraus resultierenden problematischen Gedanken und finden in der Liebe ihre Lösung. Um glücklich zu sein, müssen wir eine Haltung der Liebe einnehmen und die Schöpfung achten. Heilung hängt auch zusammen mit Vergebung, Vertrauen, Integration, Verstehen, Annehmen, Engagement und Loslassen. Denken Sie Gutes, fühlen Sie Gutes, tun Sie Gutes, folgen Sie Gutem. Begegnen Sie sich und allem mit Liebe und Vertrauen, und Sie werden Vertrauen finden und in allem die Liebe erkennen. In Liebe und Vertrauen können wir uns selbst finden und in meditativen Übungen uns mit dem großen Ganzen, mit Gottes Heilkraft verbunden fühlen. Seien Sie achtsam dem gegenüber, was Heilung braucht, und wenden Sie sich dem mit Liebe zu. Seien Sie nicht verärgert über bestimmte weniger gute Lebensumstände, sondern seien Sie dankbar dafür, dass sie Ihnen jetzt begegnen, und Sie sie der Heilung zuführen können. Vielleicht können dadurch größere Probleme verhindert werden. Gehen Sie mit allem sinnvoll, in Liebe und Dankbarkeit, um. Ein Zustand von Liebe und tiefer Zufriedenheit lässt uns grenzenloses Glück und Heilung erfahren. Die achtsame Besinnung auf die Liebe und die Bewusstwerdung der Geborgenheit in Gott und unserem uns innewohnenden Wissen kann uns wieder in einen mentalen Zustand führen, der gekennzeichnet ist durch Präsenz und Klarheit sowie ein intuitives Verstehen, wer wir wirklich in unserem tiefsten Wesenskern sind. Die liebevolle bewusste Haltung und die so erwachende mentale Stärke lässt uns das Wesentliche in uns und unserem Leben verstehen. Es eröffnet sich das Verständnis dafür, dass es in der äußeren Welt keine Probleme gibt, sondern nur Geschehnisse und Sachverhalte. Dies hilft, einen notwendigen Abstand zu den Dingen zu bekommen und das Empfundene in sich, was wir als belastendes Problem empfinden, in uns selbst anzugehen und durch Perspektivenwechsel zu ändern. Dieses Sich-Besinnen auf sich selbst, eine Zentriertheit auf sich und seine wahren Bedürfnisse, trägt ein sehr heilsames Potenzial in sich. Durch persönliche Erfahrung der Liebe verändern wir unser Leben zum Positiven und bewegen uns zur persönlichen Heilwerdung hin. Wir verspüren mehr die innere Sicherheit und haben die Kraft, unbekannte Situationen flexibel und selbstbewusst zu bewältigen. So können die Ängste zurücktreten, und wir werden stressresistenter.

Eustress und Distress. Unser Körper strebt in der Selbstregulation immer wieder einen ausbalancierten Grundzustand an.

Ein gewisses Maß an positivem Stress mag für uns zeitweise durchaus förderlich sein. Denn ein durch den sogenannten Eustress leicht erhöhter Cortisolspiegel führt zu einer verstärkten Gegenwartspräsenz, gesteigerter Klarheit und Kreativität. Doch sollen wir unseren Emotionen nicht zu sehr nachhängen, auch nicht den positiven. Vielmehr sollen wir bewusst im Hier und Jetzt sein. Denn eine anhaltende Produktion von Stresshormonen schwächt unser Abwehrsystem, was wiederum zu einer Hemmung einer Reihe dazugehöriger Gene an der Produktion von Immunbotenstoffen führt. Über längere Zeit auftretende erhöhe Cortisolwerte können uns also Schaden zufügen. Ebenso sind wir bei negativem Stress, dem sogenannten Distress, in unserer Resonanz eher für schlechte Nachrichten und Gedanken sensibilisiert.

Aktivität und Passivität. Für eine dauerhaft heilsame Schwingung in uns sollten wir auch auf die innere Balance zwischen Aktivität und Passivität und stete Präsenz der Liebe und Gottesnähe in unserem Bewusstsein und in allen Lebenslagen achten. Dafür sind Ruheoasen im Alltag für die Erholung von großer Bedeutung sowie konsequente meditative Besinnung mehrmals am Tag. Das tägliche meditative Training stärkt das Bewusstsein auf die göttliche Quelle in uns und erschafft liebevolle Erkenntnisse und Erlebnisse. Dies erzeugt eine erhöhte Lebensqualität und aktiviert die körperliche Durchlichtung und stärkt in der Folge die Gesundheit. Es stärkt auch das Nerven- und Immunsystem, und es erhöht die Verarbeitungsqualität der äußeren Reize dermaßen, dass sie uns nicht mehr in

Stress versetzen können, weil wir uns im inneren Frieden und in Liebe befinden.

Geduld ist eine große Meisterschaft. Geduld schützt uns davor, uns im Strudel von Erwartungen und Gefühlen zu verlieren. Geduldig zu sein ist die Basis für innere Entschleunigung. In der inneren Stille geben wir allen Dingen, auch den Heilungsprozessen, die Zeit, die sie brauchen. Wir vertrauen darauf, dass sich alles in der richtigen Geschwindigkeit entwickelt, sind dabei liebevoll und freilassend.

Die sieben Bewusstseinsschritte zur All-Liebe

Erkenntnis, Verständnis, Vergebung, Vertrauen, Mut, Loslassen und Liebe entsprechen einem inneren Erlösungsweg in die Einheit mit der göttlichen All-Liebe. Diese sieben Bewusstseinsschritte werden uns zwingend nach unserem irdischen Tod im Jenseits wieder begegnen, denn sie spielen beim Aufstieg im Himmel eine entscheidende Rolle und müssen spätestens dort gegangen werden. Dieser innere Bewusstseinsprozess beeinflusst die Resonanz im Außen. Er spiegelt den Lebenssinn der All-Liebe wider. Man kann dies auch als den Weg zu Gott verstehen. Es geht um das Wissen, dass wir für unseren Lebensweg, unsere Lebensaufgaben und den Lebenssinn selbst verantwortlich sind, ebenso für unsere Lebensqualität und unsere Gesundheit. Durch unseren freien Willen haben wir die Macht, die Beschaffenheit unserer Gedanken, Gefühle und Handlungen zu beeinflussen.

Liebe ist unsere Bestimmung. Es obliegt der Weisheit unseres Körpers, diese Energiequalität, die zur Verkrampfung und mangelnden Durchlichtung des Körpers führt und damit Krankheiten begünstigt, im Bewusstsein der Körperzellen abzuspeichern und dort zu manifestieren. Genau genommen, spiegelt unsere liebevolle geistige und emotionale innere Haltung unsere tatsächlichen Lebensaufgaben wider. Es zeigt den Weg aus den bewussten und unbewussten Ängsten heraus, durch die Tugenden der Erkenntnis, Verständnis, Vergebung, Vertrauen, Mut und Loslassen hin zur Liebe. Denn Leid entsteht in der Angst und wird erlöst in der Liebe. Dieser Weg zur Liebe ist unsere Lebensbestimmung, denn wir sind hier auf der Erde inkarniert, um den Weg zu unserer Bestimmung der Liebe zu gehen. Mit jedem tieferen Empfinden und Erleben von den sieben Bewusstseinsebenen kommen wir unserem Lebenssinn einen deutlichen Schritt näher.

Die Erkenntnis, dass und wie wir uns durch mangelnde Selbstliebe selbst im Weg stehen, ist ein erster Schritt, um bewusst voranzukommen. Dies wirkt bereits befreiend und ermöglicht uns, künftige Lebenserfahrungen undramatischer und leichter zu erleben. Wenn wir uns täglich daran erinnern, wer wir sind und wohin wir wollen, können wir es schaffen, unsere Erkenntnis der allgegenwärtigen Liebe in unseren Alltag dauerhaft zu integrieren.

Die sieben Schritte Erkenntnis, Verständnis, Vergebung, Vertrauen, Mut, Loslassen und Liebe stellen die energetische Brücke zum Lebenssinn der All-Liebe dar.

Schritt 1: Erkenntnis. Erkennen wir, dass alles sich in stetiger Wandlung befindet und hinter allem ein lichtvoller Sinn steht. Das Leben ist im Werden und Vergehen. Lassen wir uns im Urvertrauen vom Leben führen und tragen. Ohne Vergangenheit gäbe es keine Zukunft. Erkennen wir das Geschehen in der Gegenwart, im Hier und Jetzt, und begreifen wir, dass die Welt immer so ist, wie wir sie sehen. Es gibt keine objektive Realität, sie ist immer subjektiv. Durch eine Veränderung in unserem Bewusstsein kann unsere Realität oder das, was wir dafür halten, verändert werden und damit auch unser Leben. Wenn wir die Dinge positiv und lichtvoll angehen, so werden wir sie anders erleben, als wenn wir sie pessimistisch und verschlossen angehen. Denn dorthin, worauf sich unsere Energie fokussiert, werden wir uns entwickeln. So entscheiden sich unsere Zukunft und unser Schicksal. Die Qualität unseres Lebens wird durch unser Fühlen, Denken, Sprechen und Handeln bestimmt. Erst wenn wir die Ursache einer Krankheit, das vorausgegangene Problem, wirklich erkennen und aus vollem Herzen bereit sind, dies zu lösen, können wir den ersten Schritt zur Heilung vollziehen und den Lösungsprozess einleiten.

Schritt 2: Verständnis. Liebevolles Verständnis im Umgang mit den Mitmenschen erlöst uns von der inneren Angst, Hilflosigkeit und Aggression und wirkt sich positiv auf unser künftiges Schicksal wie auch das unserer Mitmenschen aus. Denn wir sind in Wirklichkeit nicht begrenzt, denn alles ist eins. Alle Menschen sind mit dem Ganzen und auch miteinander verbunden. Unsere Gedanken, Gefühle und unser Tun beeinflussen nicht nur unser eigenes Schicksal, sondern sie beeinflussen auch unsere Umgebung, und ebenso umgekehrt. Daher kann alles, was wir denken, fühlen und tun, auf uns zurückfallen, und alles, was wir uns vorstellen, kann auch geschehen. Seien wir deshalb in Liebe, handeln, fühlen und denken wir in Liebe, dann strahlt Liebe auf uns zurück. Besonders für unsere Gesundheit ist dies von immenser Bedeutung. Vor allem bei einem manifestierten Krankheitsgeschehen sollte das Verstehen der Ursache, das Verständnis für sich sowie Verständnis für alle daran Beteiligten ins Bewusstsein treten. Erst dann können wir in den loslassenden, durch verständnisvolle Liebe erlösenden und heilsamen Prozess eintauchen.

Schritt 3: Vergebung. Bei diesem Schritt ist es wichtig, wie wir darauf reagierten, wenn wir von jemandem verletzt wurden. Wir sollen lernen, durch Selbstbewusstsein und Urvertrauen in Liebe allen und allem zu vergeben, um nicht in dem Gefühl der Enttäuschung und Verärgerung steckenzubleiben. Der lichtvolle Weg ist immer der des Vergebens und des Zulassens der Liebe, doch vergeben kann nur der, der liebt. Aus Vergebung entstehen die innere Stärke, Sicherheit und Kraft für die Veränderung. Begegnen wir also allen und allem immer achtsam und liebevoll, und erkennen wir in allem eine Chance. Bleiben wir in unserer Aufmerksamkeit in einem Problem gefangen, so stärken wir dieses Problem dauerhaft mit unserer Energie. Deshalb ist es sinnvoll, sich ganz auf die Liebe und auf das Positive in allem zu konzentrieren. So verstärken wir unsere Chancen, in unserem Leben durch lichtvolle Wandlungen weiterzukommen und eine zunehmend stärkere und liebevollere Persönlichkeit zu werden. Denn alles, was wir durch unseren freien Willen mit positiven oder negativen Empfindungen stärken, hat einen Einfluss auf unsere Lebensverhältnisse und unser Wohlbefinden. Vergebung ist ein lichtvoller Weg zur All-Liebe und Heilung. Immer wieder kommt eine Zeit, wo unser Herz bewusst wie auch unbewusst sich liebevoll befreien und Vergebung üben möchte, wo wir uns emotional entlasten möchten.

Für den Alltag rate ich zu folgendem Vergebungsgebet. Sie können es nutzen, wenn Sie z. B. mit jemandem einen Streit hatten, der Sie immer noch belastet, oder wenn Sie einen alten Groll gegen jemanden hegen, es aber gar keinen konkreten und aktuellen Anlass gibt, sich jetzt (noch) darüber zu ärgern.

Sprechen Sie es in Wahrnehmung von innerem Licht und Liebe, und lächeln Sie Ihr Leben bewusst an.

Vergebungsgebet

»Ich vergebe dir, was du getan hast, bewusst und unbewusst.

Ich bitte dich, mir zu vergeben, was ich getan habe, bewusst und unbewusst.

Ich bitte alle Menschen, dir zu vergeben, was du getan hast, bewusst und unbewusst.

Ich bitte dich, allen Menschen zu vergeben, was sie getan haben, bewusst und unbewusst.

Ich bitte alle Menschen, mir zu vergeben, was ich getan habe, bewusst und unbewusst.

Ich vergebe allen Menschen, was sie getan haben, bewusst und unbewusst.

Ich bitte Gott, dir zu vergeben, was du getan hast, bewusst und unbewusst.

Ich bitte Gott, mir zu vergeben, was ich getan habe, bewusst und unbewusst.

Und ich vergebe mir, was ich getan habe, bewusst und unbewusst.

Amen.«

Für zwischendurch können Sie auch die Kurzversion nutzen:

Kurzes Vergebungsgebet

»Ich vergebe allen dafür, was sie getan haben, bewusst und unbewusst.

Ich bitte alle um Vergebung dafür, was ich getan habe, bewusst und unbewusst.

Ich vergebe mir dafür, was ich getan habe, bewusst und unbewusst.

Amen.«

In der Selbstliebe entfalten sich die Heilungskräfte. Heilung zu erleben bedeutet, sich selbst ganz und gar anzunehmen und vollkommen zu vergeben. Denn jeder Konflikt, den wir innerlich oder äußerlich führen, ist in Wirklichkeit ein Konflikt mit uns selbst. Spüren Sie vom ganzen Herzen Liebe zu sich, ganz gleich, was ist. Denn in der Selbstliebe kann man das loslassen, bewusst wie auch unbewusst, was einen blockiert. So findet auch wieder der Körper zu seiner Durchlichtung, und die Heilkraft kann ungehindert wirken.

Schritt 4: Vertrauen. Vertrauen ermöglicht den Lichtfluss der Heilkräfte. Wer allem misstraut, verhärtet mental und physisch und bleibt im Negativen verhaftet. Vertrauen hingegen macht frei und schafft eine lichtvolle Sichtweise. Aus dem inneren Vertrauen heraus können auch vertrauensvoll die Wege im Außen gegangen werden. Im tiefen Vertrauen ist der Lebenssinn, die Entwicklung hin zur All-Liebe, spürbar. Aus dem Vertrauen und der Gegenwartspräsenz heraus kann sich ein lichtvolles und heilsames Schicksal entwickeln. Vergangene Ereignisse kann man nicht ungeschehen machen, wohl aber das Gefühl, das wir damit verbinden. Wenn wir etwas ändern wollen, dann sollten wir das nicht weiter aufschieben, denn das Schicksal entfaltet sich in der Gegenwart.

Schritt 5: Mut. Nicht auf jedem Weg, den wir beschreiten, können wir Sicherheit verspüren. Manches erzeugt in uns Unsicherheit und Angst. Gehen wir unseren Weg aber mit Mut und in göttlicher Anbindung, können wir uns befreien und unsere

Selbstzweifel und unseren Hang, alles unter Kontrolle haben zu müssen, aufgeben. Wir können uns für die Liebe öffnen, uns dann in neue Abenteuer stürzen und alles für möglich halten. Wir allein sind Schöpfer unseres Schicksalsweges. Die Gestaltung unseres Lebens liegt nicht bei Gott und den Engeln, nicht bei anderen Personen und auch nicht bei irgendwelchen Umständen, sondern ausschließlich wir selbst sind die Gestalter. Wir müssen liebe- und lichtvoll der geistigen Welt und den Mitmenschen zugewandt sein, um lichtvolle Begebenheiten in unser Ereignisfeld zu ziehen. So werden wir in allem himmlische Unterstützung erhalten. Ist dieses Bewusstsein in uns allerdings zu schwach vorhanden, dann werden durch die Ängste in uns eher chaotische Ereignisse angezogen. Mut, sich selbst zu lieben und die Verantwortung für sein Leben bewusst zu übernehmen und damit ein liebevolles, harmonisches, gesundes Umfeld zu erschaffen, fördert Heilsein und Heilung.

Schritt 6: Loslassen. Loslassen bedeutet, sich von materiellem Ballast wie auch von belastenden Emotionen zu befreien. Nur wenn wir bereit sind, Belastungen loszulassen, können wir uns weiterentwickeln. Dann können Liebe und Vertrauen in uns Raum einnehmen, und wir können erkennen, dass wir ein Teil der göttlichen Ordnung sind, dass wir von Gott geliebt werden und in Gott geborgen sind. Leben Sie licht- und liebevoll im Hier und Jetzt mit nach vorn gerichtetem Blick, und setzen Sie Ihre lichtvollen Bedürfnisse liebevoll um. Ihr Geist steht über der Materie, und Heilung geschieht aus dem Geist. Lassen Sie alles Negative, das zu inneren Spannungen und zu Erkrankung geführt hat, in Liebe los, und lichtvolles Neues und Heilvolles kann diesen Platz einnehmen.

Schritt 7: Liebe. Liebe ist die höchste und göttliche Tugend. Der Entwicklungsweg eines jeden einzelnen Menschen führt zur All-Liebe. Gott ist Liebe, alles geschieht aus Liebe, und auch wir sollen in Liebe sein. In dieser hohen Kraft herrschen Harmonie und Frieden und absolute Gesundheit. In Liebe erkennt der Mensch sich in allem lichtvoll wieder. In Liebe gibt es keine Konflikte, sondern absolute Stimmigkeit in Gott. Liebe ermöglicht Frieden mit dem Vergangenen, ist Motivation für die Zukunft und erschafft die Lebensfreude in der Gegenwart. Um zur All-Liebe, dem Endziel unserer Inkarnationen, zu gelangen, bedarf es zunächst eines gesunden Maßes an Selbstliebe, um uns dann liebevoll unseren Mitmenschen gegenüber zu öffnen. Denn nur wenn Liebe in uns ist, können wir sie im Außen erkennen und auch weitergeben. In wahrer Liebe ist Frieden, und es gibt keine Konflikte, deshalb kann es in ihr auch kein Krankheitspotenzial geben.

Weder Opfer- noch Täterverhalten

Verfallen Sie weder dem Opfer- noch dem Täterverhalten, sondern seien Sie ein achtsamer Betrachter. Hinter einem krankmachenden Perfektionismus, der auch zu Burn-out führen kann, steckt oftmals eine unbewusst gegen sich selbst gerichtete Aggression des Betroffenen, was auf Dauer zu Krankheit führen kann (Opferhaltung). Hinter einer Aggression gegen andere Menschen steckt oft der Versuch, seine krankmachende Energie und Angst nach außen zu richten, was dann zu aggressivem Verhalten führt (Täterrolle). Dieses Energiepotenzial kann dann ebenfalls zu Energiemangel und Krankheit führen. Ein Opfer- wie auch Täterverhalten führt immer dazu, dass man durch die Angst und/oder Aggression aus der göttlichen Einheit herausfällt und die lichtvolle und heilsame Energie in einem nicht mehr frei fließt.

In der »Beobachterrolle« bleibt man in der Klarheit und Liebe und damit in der göttlichen Einheit.

Krankmachendes Werten. Wir können selbstverständlich nicht ohne Bewertung leben. Sonst wären wir nicht handlungsfähig. Doch hier beschreibe ich eine krankmachende Form der Bewertung, die einen selbst oder andere Menschen erhöht oder erniedrigt. Eine gewisse gesunde Form an Bewertung benötigen wir für die Meinungsbildung sehr wohl in unserem Leben, denn diese ist wichtig für die stimmigen Entscheidungen im Alltag. Wenn uns also etwas oder jemand nicht zusagt, sollten wir kurz wahrnehmen, dass es so ist, dann sollten wir eine für uns stimmige gesunde Entscheidung treffen und gleichzeitig alle beurteilenden Gedanken und Gefühle loslassen, indem wir nicht mehr darüber nachdenken. Sonst bleiben wir in der emotionalen Anhaftung und gehen mit Negativem um uns und in uns in Resonanz, ohne eine heilsame Erkenntnis und einen Nutzen daraus zu ziehen. Viele neigen zu einer solch emotionalen Anhaftung, indem sie über die Dinge oder andere Menschen grübeln und sie bewerten.

Anziehen von Spannung. Dies geschieht oftmals unbewusst, um nicht zu viel Harmonie in sich zuzulassen. Denn wer mehr Disharmonie in seinem Leben gewohnt ist, wird eine dauerhafte Harmonie zunächst nicht ertragen können. Er wird dann seine eigenen Spannungen im Leben halten und sie auch anziehen, weil sie noch seinem Welt- und Selbstbild und somit seiner Realität entsprechen. Deshalb wird er auch eher auf spannungsgeladene Filme, Menschen und eine entsprechende Umgebung reagieren. Dieses Umfeld ist dann für diesen Menschen interessant und auch anziehend, auch wenn es ihm auf Dauer nicht guttut. Doch ist noch alles Harmonische für ihn »langweilig«, weil er diesem nicht gleicht. Solange ein solcher Mensch innere Spannungen hat, wird er diese auf gewisse Art und Weise im Außen ausleben müssen, denn diese Energie muss ein Ventil finden, selbst wenn sie letztendlich zu Krankheit führt. So kann man verstehen, dass physische Krankheiten oft ein innerer Schrei der Seele sind, die dann den Körper als Ventil nutzt, um vor Anspannung nicht zu zerbrechen. Deshalb sollten wir körperliche Reaktionen auch als die Sprache der Seele verstehen und damit als einen Weg zu Liebe und Selbsterkenntnis. Das Fazit ist also, wenn einem etwas oder jemand nicht zusagt, sollten wir dies eher rational feststellen, uns unsere eigene Meinung erlauben, dass aus welchem Grund auch immer diese Angelegenheit nichts für uns ist. Wir sollten damit nicht zu emotional umgehen, sonst bleiben wir mit der Situation oder den entsprechenden Menschen emotional verbunden, indem wir sie für schlechter als uns selbst befinden. Und genau dies führt zu emotionalen Anhaftungen und Energieverlust und zieht größere Blockaden im Inneren wie auch im Außen nach sich.

Nicht wertend betrachten. Um eine heilsame Rolle des achtsamen Betrachters einnehmen zu können, müssen Sie wertfrei sein. Denn wenn wir werten und sogar verurteilen, gehen wir mit Negativem und Krankmachendem in Resonanz. Negative Bewertungen konfrontieren uns mit unseren eigenen Schattenseiten. Und wenn wir einem solchen in uns ablaufenden Prozess mit Unbewusstheit begegnen, bleiben wir blind für Erkenntnis und für persönliches Wachstum.

Wenn wir merken, dass wir uns in einer wertenden oder verurteilenden Haltung befinden, was sich an negativen Gedanken und Gefühlen und flachem Atem bemerkbar macht, sollten wir durch unsere Selbstliebe, Verständnis und Nachsicht sofort aus dieser Haltung heraustreten. Um sich von einer negativen Resonanz zu befreien, kann es hilfreich sein, innerlich zu lächeln und mehrmals tief und langsam durchzuatmen und dabei innerlich Liebe zu spüren. So kommen wir wieder zu einer liebevollen inneren Haltung, die unsere Gedanken, Gefühle und Handlungen lichtvoll beeinflusst und uns damit der Erkenntnis für die entsprechende Situation näherbringt. In dieser liebevollen Haltung sind wir nicht mehr auf das Außen fixiert, und es besteht keine Gefahr, eine Opfer- oder Täterenergie aufzubauen. Wir geraten nicht in Irrtum, sondern wir ruhen wieder in uns selbst und sind in Liebe, weil wir in Klarheit sind und als aufmerksamer Beobachter agieren. Die Beobachterrolle ermöglicht uns den Zugang zum eigenen göttlichen Wissen der

Liebe und tiefer Weisheit. Die Selbstliebe bringt also Abstand zu den Dingen im Außen sowie zu den Verletzungen und den Prägungen des eigenen Unterbewusstseins.

Wir sollten uns über diese Zusammenhänge stets bewusst sein. Denn ein unbewusstes Rollenverhalten, bei dem man sich angegriffen und als »Opfer« fühlt oder bei dem man meint, sich verteidigen oder gar angreifen zu müssen, also zum »Täter« wird, erzeugt Disharmonie und hat somit einen negativen Einfluss auf unsere Gesundheit. Es erzeugt Missverständnisse und Konflikte und bringt uns von Gott ab. Es vergeudet viel Energie und erschafft erneut emotionale Blockaden.

Verschwendung von Energien. Wir sollten lernen, stets klug und weise in uns zu ruhen, statt uns unüberlegt eine Meinung zu bilden und sofort zu reagieren, entweder durch Flucht (Opferverhalten) oder durch Angriff (Täterverhalten). In solchen Situationen fühlen wir uns nicht wohl und verlieren enorme Energie, die wir anderswo besser und lichtvoller einsetzen könnten. Wir sollten stets im tiefen Atem und im Bewusstsein der Liebe verankert sein. Dies bedeutet auch, die dauerhafte Anbindung zu Gott aufrechtzuerhalten. Das verschafft uns Geduld und Aufmerksamkeit, zunächst die Eindrücke aufzunehmen, um uns dann eine eigene, stimmige und gesunde Meinung zu bilden. Eindrücke entstehen, Meinungen bilden sich.

Wie wir uns selbst sehen. Die Beurteilung anderer Menschen führt dazu, dass man sich selbst mit ihnen vergleicht, und das beinhaltet meist negative Emotionen. Es führt zum falschen

Selbst- und Weltbild, weil man es aus einer einseitigen Vorstellungs- und Erwartungshaltung, die aus unseren Prägungen entstanden ist, betrachtet und damit unter- oder auch überbewertet. Solch falsche Vorstellungen und Erwartungen entfernen uns von der Liebe und Gottes heilsamer Quelle. Dies schürt auch die Angst vor anderen Menschen und entfernt uns von einer liebevollen Realität. Es ist die Folge eines mangelnden Selbstwertgefühls, das zum übersteigerten Ego führt.

Die Grundlage und auch Folge ist stets das unterschwellige Gefühl, selbst nie gut genug zu sein. Ein solches Programm versetzt einen Menschen in dauerhaften krankmachenden Stress, führt zu Unzufriedenheit, zum krankmachenden Perfektionismus, zu Dominanz oder gar Unterdrückung anderer Menschen.

Bringen Sie Ruhe in Ihr Leben. Heilung entsteht aus dem inneren Fluss, und Angst und Aggression blockieren diesen lebendigen Fluss und unterbinden die Liebe, die Klarheit wie auch eine gute Beobachtungsgabe. Deshalb sollten wir achtsam mit unseren Gedanken, Gefühlen und Taten umgehen. Helfend können Rückzug für Besinnung, auch Meditation und Gebet sein. Diese bringen Ruhe in die Gedanken und offenbaren den Schlüssel zu Liebe und Heilung. Die bewusste Achtsamkeit kann Wunder bewirken und unser Leben wieder lichtvoll in Fluss bringen. Seien Sie achtsam sich selbst gegenüber, und seien Sie ausgeglichen in Ihrer Mitte. Bauen Sie Ruhephasen in Ihren Alltag ein, und schöpfen Sie durch Bewusstheit, Meditation und Entspannung immer wieder Kraft und Mut. Erkennen Sie Ihre Stärke, und haben Sie Vertrauen. Denn sobald wir ängstlich werden, fühlen wir uns schnell in einem Opferdenken gefangen, oder wir legen ein Täterverhalten an den Tag, wenn wir aus zu großer Anspannung gar aggressiv austeilen. In beiden Fällen ist die Sicht für das Wesentliche, die Liebe und Wahrheit wie auch auf die himmlische Führung, verschlossen. Seien Sie achtsam und in Liebe, achten Sie auf einen ruhigen und tiefen Atem, dann bleiben Sie stets ein guter Beobachter und sind sich Ihrer großen Liebe und himmlischen Anbindung und Ihrer Weisheit bewusst.

Die Säulen der Entwicklung von Heilungskräften

Die folgenden Schritte habe ich zur Entwicklung von Urvertrauen und Heilungskräften entwickelt. Die sieben Schritte oder Themen sind sozusagen die Säulen für das Heilwerden bzw. das geistige Heilen:

Säule 1: Intuition und Herzenssprache. Die Intuition ist der Schlüssel, um die lichtvollen Welten wahrzunehmen und einen Zugang zur eigenen inneren Wahrheit und Weisheit zu erlangen, wodurch sich der Seelenplan erfüllen kann. Ängste blockieren die Wahrnehmung der lichtvollen Welten, und somit ist auch der Zugang zu den Heilkräften vermindert. Existenzängste und Zweifel können z.B. damit zusammenhängen, dass Sie nicht Ihrer eigenen Wahrheit folgen, sondern dem, was Autoritäten wie Eltern, Lehrer oder Priester als richtig bezeichnen. Sie meinen dann, nicht wirklich überleben zu können, wenn Sie es nicht so machen, wie es die anderen vorgeben. Wenn Sie jedoch lernen, Ihrem Herzen zu vertrauen, überwinden Sie diese Existenzängste und finden in die heilende Kraft des Seelenplans.

Säule 2: Bewusstseinsarbeit und aufrechtes Schauen ins Licht. Es geht im Leben immer darum, das eigene Bewusstsein zu erweitern, bisherige Grenzen zu überschreiten und neue Erfahrungen zu sammeln. Jeder muss seinen eigenen Weg der Anbindung an das Licht Gottes und an die Heilkräfte des Himmels finden. Dann wird es möglich, Ängste aufzulösen, die aus dem Gefühl der Einsamkeit entstehen, und zu begreifen, dass man als unsterbliche und lichtvolle Seele einem lichtvollen Seelenplan folgt.

Säule 3: Energiewahrnehmung und Feinstofflichkeit. Es ist wichtig, dass der Mensch für Gesundheit und Heilung von geistigen und lichten Energien durchflutet wird. Wenn uns diese lichtvollen, göttlichen Energien nicht oder nur vermindert zufließen, dann neigen wir dazu, auf der körperlichen, seelischen und geistigen Ebene abzustumpfen und zu verhärten. Es ist deshalb wichtig, die Angst vor der Entwicklung, vor Neuem und Unbekanntem loszulassen, indem wir uns für die lichten Energien öffnen und unser Bewusstsein für ein vielfältiges Denken und Empfinden erweitern.

Säule 4: Muster erkennen und über Begrenzungen hinausschauen. In einem harmonischen Menschen sind alle Energien, besonders die weiblichen und männlichen Kräfte, ausgewogen.

Das Steckenbleiben in Aspekten der Persönlichkeit, wobei es sich oftmals um Irritationen der männlichen und weiblichen Kräfte handelt (siehe Kapitel »Balance zwischen weiblichen und männlichen Kräften«), ist eine der Hauptursachen für einen Mangel an Harmonie der Persönlichkeit. Dies führt oft zu Angst und Abhängigkeiten. Das kosmische Licht und die himmlische Führung in allem können wir erst in seiner ganzen Fülle erkennen und nutzen, wenn wir nicht mehr durch alte Muster daran gehindert werden. Dazu müssen wir uns selbst und die blockierenden Muster als solche erkennen. Auch ich musste bestimmte Muster, über die ich mich definierte und die mich einschränkten, erkennen, bevor ich, trotz meiner angeborenen Hellsichtigkeit, die hohen lichtvollen Welten sehen konnte. Erst durch diese Abgrenzung von etwas, was ich nicht war, konnte ich mich für die lichtvollen geistigen Welten öffnen, über die damals vorhandenen Begrenzungen hinauswachsen und meinem lichtvollen Seelenplan, meiner Berufung folgen, um schließlich ein glückliches und erfülltes Leben leben zu können. Die Selbsterkenntnis und die Selbstüberwindung ermöglichen, den erfüllenden Seelenplan zu leben. Vertrauen zu uns selbst führt auch zu Vertrauen zu anderen Menschen, und beides zusammen ist wichtig für das Urvertrauen, das Vertrauen in Gott.

Säule 5: Licht und Schatten ohne Bewertung wahrnehmen und leben. Die Kunst des Lebens besteht darin, die Welt und die Geschehnisse nicht nach »gut« und »böse« zu beurteilen, sondern die Dinge emotionslos zu betrachten und wahrzunehmen und darauf zu vertrauen, dass es hinter allem einen lichtvollen Sinn gibt. Dies bedeutet auch, dass man die Überzeugung in sich trägt, dass sich immer ein Weg oder Ausweg findet, wenn man selbst lichtvoll und aufrichtig lebt und handelt. Menschen haben oftmals auch Angst vor dem Positiven, weil im Vertrauen und Güte zu leben bedeutet, die Kontrolle aufgeben zu müssen.

Säule 6: Handauflegen und energetische Befreiung. Bei der energetischen Heilarbeit haben wir den Vorteil, dass wir immer etwas bewirken können, bei Klein und Groß und sogar am Sterbebett. Wir können die licht- und liebevolle Energiearbeit überall einsetzen, sowohl als vorbeugende Hilfe als auch zur Linderung oder Unterstützung bei akuten und chronischen Erkrankungen. Handauflegen ist eine Form der energetischen Durchlichtung und Befreiung. Dieser Heilmethode habe ich in diesem Buch ein eigenes Kapitel gewidmet.

Säule 7: Erkenntnis – Einssein mit Gott, Urvertrauen und Seelenplan. Bei dem siebten Schritt geht es um die Erkenntnis, dass wir alles erhalten können, was für unser Leben notwendig ist, unabhängig davon, ob gewisse Menschen uns dies zukommen lassen oder nicht. Wir alle werden von Gott geliebt, und alle Liebe können wir vom Universum erhalten, und zwar so viel, wie wir brauchen, wir müssen aber für die Annahme bereit sein. Auf eine gewisse Weise hat die Religion auch zur Angst vor Gott beigetragen, durch Bilder eines strafenden Gottes, durch Sünde und ewige Verdammnis. Damit entsteht zugleich unbewusst auch Angst vor dem Guten, vor der Gnade und Barmherzigkeit Gottes. Wir müssen begreifen, dass Gott wie auch die Engel uns niemals beurteilen, sondern bedingungslos lieben. Schließen wir in uns Frieden mit Gott und erkennen seine allgegenwärtige Liebe. Dann gewinnen wir an Stärke und Urvertrauen. Vollziehen wir liebevolle und befreiende Schritte mit dem Herzen, und nicht nur mit dem Intellekt, dann stehen uns die Heilkraft, die unendliche Weisheit und das Wissen des ganzen Kosmos und über unseren Seelenplan in der neuen Zeit viel mehr zur Verfügung als je zuvor.

Zugang zur Heilenergie

Heilung ist nicht etwas, was von außen geschieht, sondern vielmehr ein Rückverbinden mit dem eigenen Sein. Der allererste Schritt dorthin ist, sich selbst wieder als Ganzes wahr- und anzunehmen und alle ungelösten Themen und Blockaden als Teile der eigenen Persönlichkeit anzuerkennen. Beim geistigen Heilen geht es darum, diesen Weg in die eigene innere Kraft zu finden.

Verschüttete Heilenergie. Jeder Mensch verfügt über den Zugang zu Heilenergie und trägt eine enorme Kraft der Selbstheilung in sich. Allerdings ist dieser Zugang oft verschüttet, nämlich immer dann, wenn Geist und mentales Herz nicht synchron schwingen. Die Alltagsverpflichtungen, das überschnelle Lebenstempo mit all seinen Reizüberflutungen, Schwächung durch Erkrankungen, Enttäuschungen und Resignation verschließen das Herz und somit den Zugang zu den kosmischen Energien. Das Wiederentdecken der geistigen Anbindung in Gottes Einheit, der bewusste Umgang mit sich und der himmlischen Hilfe sowie die Pflege seiner Selbstwahrnehmung und heilerischen Fähigkeiten ermöglichen wieder den Zugang zur heilenden Kraft und höherem Bewusstsein der Liebe.

Einheit von Körper und Seele. Je mehr Wissen der Mensch über seinen freien Willen und die damit verbundene Macht besitzt, umso mehr kommt er in die Eigenermächtigung und seine gesunden Kräfte. Wenn die mentale Ebene erfolgreich gestärkt wird, dann wird sich auch die körperliche Ebene positiv verändern und ebenso umgekehrt. Jeder Gedanke hat eine Schwingung, die sich auf der körperlichen Ebene auswirkt. Spirituelles Heilen vereinigt intellektuelle und emotionale Heilungsimpulse mit energetischen Heilströmen und bewirkt so ein heilsames Resonanzfeld für den behandelten Menschen. Da viele Menschen seelisch blockiert sind, bevor sie körperlich erkranken, gilt es immer, Körper und Seele in alle Behandlungen mit einzubeziehen. Grundsätzlich lassen sich Psyche und Körper (Soma) nicht trennen, weshalb man bei allen Krankheiten von einer psychosomatischen Erscheinung ausgehen sollte. Die Psyche wirkt sich nachweisbar auf den Hormonhaushalt und das Immunsystem aus, positiv wie negativ. Ein tägliches Gesundheitsritual sollte eine bewusste positive Lebenseinstellung sowie tiefes bewusstes Atmen sein. Dies verbessert die Sauerstoffversorgung des Körpers und kurbelt den Energiestoffwechsel an. Davon profitieren das Immunsystem und der Hormonhaushalt. Es hilft, Stress abzubauen bzw. diesen erst gar nicht aufkommen zu lassen und Ruhe zu finden. Regelmäßige fünfminütige Atemmeditationen sind kleine tägliche Energiewunder; sie besitzen große Heilkraft, und die Wirkung setzt direkt ein. Dafür braucht man weder ein besonderes Talent noch jahrelange Erfahrung. Es benötigt lediglich etwas Disziplin, für die man reichlich belohnt wird.

Selbstfürsorge ist die Basis. Wer sich Zeit für sich nimmt, nimmt sich selbst an und sorgt gut für sich. Damit jemand imstande ist, Mitgefühl und Nächstenliebe intensiv zu leben, benötigt er zunächst Mitgefühl und Liebe zu sich selbst. Diese Grundlage ist die Fähigkeit, mit seinen eigenen Gefühlen verbunden zu sein und sich selbst zu verstehen. Dies führt dazu, dass man andere besser verstehen kann. Wir werden offener für unsere wahren Bedürfnisse, wie für gesunde Ernährung, liebevolle Beziehungen und genügend Zeit für Muße, und übernehmen damit die Verantwortung für uns selbst. Dann werden wir großzügiger auch anderen gegenüber. Diese Selbstfürsorge und -liebe bezieht sich von nun an nicht nur auf die Äußerlichkeiten, sondern vor allem darauf, auf unsere Grenzen zu achten. Es lohnt sich, darüber nachzudenken, was wir an Werten und Bildern verinnerlicht haben. So ermöglichen wir uns selbst, durch ein höheres Bewusstsein und eine erhöhte Selbstwahrnehmung unser Leben individueller und eigenständiger zu gestalten sowie mehr und mehr ein aktiver Teil der Schöpfung und der Gesellschaft zu sein.

Dies verhilft zu Liebe und Mitgefühl, was wiederum Harmonie und Frieden erschafft und innere Heilung und persönliches Wachstum fördert. Mögen Liebe, Leichtigkeit und Mitgefühl dabei unseren Körper mit jedem Atemzug durchströmen, dann sind Wunder möglich. Nehmen Sie Ihre Gedanken und jeden Atemzug bewusst und voller Dankbarkeit wahr, und erleben Sie, wie Harmonie und Frieden sich in Ihnen ausbreiten und auch nach außen strahlen. Dies wirkt sich auch harmonisch auf Ihre Mitmenschen aus, heilsam auf alle Beziehungen wie auch auf eine friedvolle Zukunftsentwicklung.

Die Selbstheilungskräfte sind immer da. Jeder Mensch kann mit seiner Liebe heilen; er kann sich selbst heilen und andere bei ihrer Heilung unterstützen. Es gibt nicht nur auserwählte Heiler auf dieser Welt, jeder Mensch ist mit dem göttlichen Licht verbunden, sodass heilende Energie durch jeden fließt. Verstärkt wird diese heilende Kraft durch seinen bewussten Glauben und seine Überzeugung. Daher sollte jeder für sich sein wahrer Heiler sein. Die Selbstheilungskräfte sind immer vorhanden, sie können jedoch nur durch die Kraft der Liebe in uns fließen und lichtvoll wirken. Spüren Sie also bewusst die Liebe durch Ihren tiefen und bewussten Atem, Urvertrauen in Gott, lebensbejahende Gefühle und Gedanken. Dann können Sie Wunder für sich und auch für andere bewirken. Denn die Lichtenergie Gottes fließt durch uns und heilt. Wenn der Mensch im harmonischen tiefen Atem, liebevollen Herzen und ruhigen Gedanken ist, so ist er auch in voller Aufmerksamkeit. Dies erschafft eine liebevolle Schwingung, die ihm einen verstärkten Zustrom der Lichtenergie Gottes durch seinen Geist,

Seele und Körper ermöglicht. In dieser »Durchlichtung« liegt innere sowie äußere Heilung.

Wir müssen ein Energielevel bewahren, das für die Gesunderhaltung wichtig ist. Manchmal fühlen wir uns unwohl, was bereits ein Zeichen dafür sein kann, dass wir aus der Balance geraten sind, und reagieren mit körperlichen Beschwerden. Damit dies nicht erst entsteht und der Körper die »Notbremse« ziehen muss, um die Energie wiedergewinnen zu müssen, sollten wir vermehrt in bewusster Selbstwahrnehmung leben, indem wir uns immer wieder bewusst fünf Minuten hinsetzen und tief durchatmen sowie uns auf die Liebe und Gottes Kraft wieder einschwingen.

Liebe und Heilung

Gott ist Liebe, und aus Gott lebt unser Urvertrauen. Die Liebe ist die intensivste und heilsamste Energie, und ohne Liebe wäre Leben nicht möglich. Lieben Sie sich, so wie Sie sind, aus vollem Herzen, dann werden Sie auch von anderen Menschen so geliebt werden, wie Sie sind. Die Liebe ist in allem und verbindet alles miteinander. Sie kann sich auf vielerlei Weise ausdrücken, als Liebe zu unserer Familie, zu unseren Freunden und Mitmenschen sowie als Mitgefühl, wenn wir jemandem helfen oder selbst Hilfe annehmen. Der Zauber in allem spiegelt die göttliche All-Liebe wider, wir brauchen uns nur von Herzen darauf einzulassen. Lieben Sie sich selbst, und die Liebe wird verstärkt zu Ihnen fließen.

Selbstliebe ist auch heilsam für andere. In gesunder Selbstliebe ist unsere Welt liebevoller und glücklicher, kreativer und bunter. Gehen wir alles in Freude an und vertrauen auf die himmlische Hilfe, denn eine vertrauensvolle Freude ist ansteckend und beeinflusst auch unsere Umgebung heilsam und positiv.

Die lichtvolle Fähigkeit, in allem das Gute und das Schöne um uns herum zu erkennen, sowohl in den Menschen als auch in uns selbst, macht das Herz frei und glücklich. Dann sind wir liebevoll und achtsam und in der Lage, die Präsenz der himmlischen Führung zu erkennen und anzunehmen.

Schenken Sie sich selbst die Liebe und Zuwendung, die Sie brauchen, denn gesunde Selbstliebe stärkt den Lebensmut und überstrahlt alles. Heilung bedeutet die Aussöhnung mit dem Leben, und wenn wir unser Leben als lichtvoll und sinnvoll empfinden, dann setzen wir die Kräfte frei, die wir zum Heilsein und Gesundwerden brauchen. Heilung geschieht durch das Einschwingen in die spirituelle Energie der Liebe und Dankbarkeit.

Spüren Sie ein dankbares Lächeln in sich, und erleben Sie jeden Tag aufs Neue die Liebe, die Ihnen innewohnt. Ein inneres Lächeln in Dankbarkeit berührt das Herz und setzt positive Energien frei. Nichts Äußeres vermag es, dies zu bewirken. Lieben Sie sich, und Sie sind in Ihrem Herzen frei, und bringen Sie Ihre Liebe nach außen, indem Sie Ihren Mitmenschen herzlich begegnen. So können wir immer wieder erleben, wie die Liebe durch uns auf andere übergeht und heilend wirkt.

Achten Sie Ihre göttliche Seele, denn sie ist unverletzbar und unsterblich, und in Liebe und innerer Stille können wir sie jederzeit erleben. In göttlicher Besinnung auf unser lichtes Inneres können wir von kleineren und größeren Leiden genesen und erkennen, dass im göttlichen Frieden und in himmlischer Verbundenheit jede Heilung möglich ist.

Achtsamkeit und das wahre Ich. Seien Sie in Liebe, und bewahren Sie Ihre Leichtigkeit. Achtsamkeit ist dabei der Weg zum wahren Ich, aus dem Leichtigkeit, Freude und Heilung entstehen. Gehen Sie achtsam durchs Leben, und nehmen Sie sich immer wieder die Zeit, den Augenblick zu genießen und im Jetzt anzukommen. Aus der heilvollen Gegenwart heraus fließen Energie und Kraft. Das Grübeln über die Vergangenheit und über die Zukunft nimmt uns dagegen die Kraft und macht es uns schwer. Seien Sie im Jetzt und im Licht, dann macht sich eine engelsgleiche Leichtigkeit in Ihnen breit.

Möge die Liebe in Ihnen Ihr Licht und Lebenselixier sein. Wir alle wissen, dass die Liebe eine wunderbare Inspiration und eine Quelle der Kraft und Heilung ist. Sie kann die Wahrnehmung und den Ton unseres Lebens vollkommen verändern. Sie beeinflusst uns, unsere Gesundheit, unsere Zufriedenheit und unser Leben stets zum Positiven. Lieben Sie sich selbst wie auch Ihren Nächsten, und Sie werden die Welt begreifen.

Selbstliebe und innerer Frieden sind die Schlüssel zur Heilwerdung. Innere Ruhe und Achtsamkeit wirken lichtvoll in unser Leben. Achtsamkeit ist von Augenblick zu Augenblick gegenwärtiges, nicht wertendes Gewahrsein. Dies stärkt den inneren Frieden und führt zu tiefem Liebesempfinden, aus dem Licht und Heilung fließen.

Gedanken und Gefühle. Liebevolle Gedanken und Emotionen sind maßgeblich an jedem Heilungsprozess beteiligt, denn sie verändern die Sichtweise und somit die individuelle Realität und haben eine enorme Auswirkung auf den gesamten Organismus. Wir können unsere Denk- und Verhaltensmuster durch unseren eigenen, selbst gesteuerten Willen verändern. Schenken wir den positiven Gedanken mehr Aufmerksamkeit, und nutzen wir ihre geistige liebevolle Kraft der Wandlung und Heilwerdung. Denn der Lebenssinn in den unzähligen sich wiederholenden Inkarnationen ist die stetige Entwicklung der Seele hin zur Weisheit und wertfreien All-Liebe, dem gottähnlichen Zustand.

Gerade in der heutigen Zeit des erwachenden Bewusstseins, wo uns die Seelenkräfte verstärkt zur Verfügung stehen, ist es wichtig, sich intensiv mit dem Thema Liebe und Selbstliebe auseinanderzusetzen. Denn »man sieht nur mit dem Herzen gut«, und die Herzenssprache ist an die Eigenliebe gekoppelt. Wir alle sehnen uns nach Liebe, doch wir können nur so viel Liebe erhalten und so viel Liebe geben, wie wir es zulassen. Viele Menschen haben sich Grenzen und Wälle aufgebaut, um einmal durchlaufene Verletzungen und vielleicht gescheiterte Liebesbeziehungen nicht noch einmal erleben zu müssen. Dies gibt zwar eine Sicherheit, aber es ist nur eine scheinbare Sicherheit, denn das Leben ist dann statisch, und die Seele erstarrt. Es geht darum, Ängste abzubauen und wieder in das Vertrauen zu sich selbst, zu seinen Mitmenschen und zu Gott zurückzufinden und die Seele zu erwecken. Wir alle wollen lieben und geliebt werden, wollen frei sein, doch unsere Besorgnis hält uns zurück.

Formen der Liebe. Zu tiefem und wahrem Liebesempfinden ist auf unserer Erde nur der Mensch als das gottähnlichste Wesen befähigt. Über die Liebe findet man bereits in den alten Kulturen viele Beschreibungen und Einteilungen. Schon immer haben sich Philosophen und Religionen, später auch Psychologen, Soziologen und andere mit diesem Thema auseinandergesetzt.

Die ursprüngliche abendländische Auffassung der Liebe basiert auf der Dreiteilung von Platon und wurde in der Philosophie der Antike weiter ausgebaut.

Eros = sinnliche, erotische Liebe, Leidenschaft, Begierde und Wunsch nach Besitz des geliebten Objekts, ebenso der Wunsch des Geliebtwerdens.

Philia = Liebe auf Gegenseitigkeit, freundschaftliche Liebe, beiderseitiges Verstehen und beiderseitige Anerkennung.

Agape = Nächstenliebe, auf das Wohl des anderen bezogene selbstlose Liebe.

Bis heute wurden diese Grundformen der Liebe immer weiter unterteilt. So unterscheiden wir heute z.B. die Liebe zum Leben, Nächstenliebe, Liebe zum Partner, zum Kind, Elternliebe, Tierliebe.

Die All-Liebe, oder universelle Liebe, ist nicht an ein Objekt gebunden. Hier wird Liebe als bedingungsloses »Herzöffnen« verstanden. Wenn sie dann noch dauerhaft wertfrei vollzogen wird, entspricht sie dem Ziel des Lebenssinns.

Wahrnehmen unseres Selbst. Wir können die Liebe niemals in ihrer wundervollsten Form begreifen und erfahren, wenn wir nicht uns selbst als den Mittelpunkt unseres individuellen Kosmos erkennen. Der Mensch ist im Ursprung ein geistiges Wesen, das hier auf der Erde Erfahrungen sammelt, um sich über die Materie und den Austausch mit den Mitmenschen wahrzunehmen.

Wir können im Himmel die schönste Seele, das schönste Lichtlein sein, aber wir können uns nicht wahrnehmen. Wir können dort zwar unser Verhalten auf Erden reflektieren und uns darüber durch Selbsterkenntnis läutern, aber um uns wahrzunehmen, benötigen wir den Aufenthalt in der Materie, in einem materiellen Körper. Zu diesem Zweck, der der geistigen und seelischen Weiterentwicklung dient, inkarnieren wir von Zeit zu Zeit auf dieser Erde. Was wir uns aus dem Jenseits als Aufgaben für dieses Leben, für unser persönliches Vorankommen, vorgenommen haben, haben wir vor unserer Geburt in einem Seelenplan, zusammen mit unserem Schutzengel, festgelegt. Beim Seelenplan handelt es sich um ein persönliches Thema. Der Sinn des Lebens dagegen ist für alle Menschen gleich. Er liegt in der Weiterentwicklung hin zur bedingunglosen allumfassenden Liebe. Wir sind also in allererster Linie hier auf dieser Erde, um uns selbst wahrzunehmen und in der Erfüllung unseres Lebenssinns voranzukommen. Primär sind wir also für uns selbst, für unsere eigene Wahrnehmung und Entwicklung hin zur All-Liebe hier auf dieser Erde und nicht zur Befriedigung unseres Egos, nicht um anderen zu gefallen und deren Anerkennung zu bekommen.

Selbstliebe. Aus dieser Sicht sollte es eigentlich selbstverständlich sein, dass wir uns selbst als den für uns wichtigsten Menschen auf dieser Welt betrachten. So, wie wir uns und Gott nur in uns selbst und niemals im Außen finden können, verhält es sich auch mit der Liebe. Wenn wir die Liebe zu uns selbst als die wichtigste Voraussetzung sowohl für ein erfülltes Leben als auch für einen erfüllten und liebevoll geprägten Austausch mit den Mitmenschen erkennen, können wir eine bedingungslose Liebe erleben. Sie will ständig neu erschaffen werden, indem wir auf andere zugehen, ihnen unsere Zuneigung schenken, ihnen zuhören und ihnen helfen. Eine Liebe ist dann erfüllt und grenzenlos, wenn sie als wunderbare Resonanz zu der in uns selbst angelegten und vorhandenen Liebe erfahren wird. Doch was wir in uns an Liebe nicht zulassen, werden wir auch im Außen niemals finden. Wir können zwar helfen, aber nur so viel Liebe geben, wie wir in uns selbst zur Verfügung haben, und wir können nur so viel Liebe bekommen, wie wir sie zulassen können. Wahre Liebe ist formlos, erfüllend und freilassend und schafft Geborgenheit.

Liebe und Angst. Die Angst, als Gegenspieler der Liebe, braucht dagegen Kontrolle, Zwänge und Begrenzungen. Dies erschafft dann eine vermeintliche Sicherheit, nimmt uns aber viel Freude, Freiheit und kann uns auch unsere Gesundheit kosten. Demgegenüber steht die Betrachtung allen Seins durch die Befreiung der Seele, aus dem liebevollen und vertrauensvollen Herzen, aus der eigenen Selbstliebe heraus. Wir können die Welt in uns und um uns herum licht- und liebevoll verändern, wenn wir auf jegliche Form der Bewertung des Gegenübers verzichten und jeden Menschen als individuellen Kosmos in seinem Sosein akzeptieren.

Liebe als Quelle des Lebens. In jedem Menschen findet sich der Funke Gottes. Es gibt viele Unterschiede zwischen den Menschen, aber wenn wir unsere Gefühle und Bedürfnisse betrachten, sind wir alle gleich. Die Liebe und das göttliche Licht vereinen uns. Ergeben Sie sich der Liebe! Die Liebe ist die Quelle allen Lebens, das Fundament unseres Seins. Werden Sie sich Ihrer Liebe bewusst, um die ureigene Kraft, die in uns wohnt, zu entfesseln. Eine Kraft, die nicht nur neue Energie bringt, sondern auch Heilung.

In Liebe ist alles heil. Die Aussage »Liebe heilt alles« ist nicht einfach nur eine Metapher. Wer die Liebe tatsächlich begreift, wird es erfahren. In Liebe zu sein heißt, unerschüttert, furchtlos, angstfrei und wertfrei zu sein. Dann sind alle Gedanken heil, alle Gefühle heilsam und der Körper durch die Liebe lichtvoll durchflutet. In dieser inneren Haltung liegen die Selbstheilungskräfte und Wunder Gottes. In Liebe wird alles heilen, und die Wunder in Ihnen sind jederzeit möglich, denn Liebe kennt weder Raum noch Zeit.

Lieben Sie sich selbst, so wie jeder Mensch von Gott geliebt wird! Die Heilung liegt im Gefühl der Selbstliebe. Jeder Konflikt mit sich selbst und das Unvermögen, sich selbst lieben zu können, spiegelt den inneren, bewussten wie auch unbewussten Konflikt mit Gott wider. Haben Sie Vertrauen in Gottes Schöpfung, und betrachten Sie sich auch als Gottes Licht. Betrachten Sie sich aus liebevollem Herzen, mit viel Gottvertrauen, und Sie werden sich verstehen und lieben.

Sehnsucht nach Heimat. Jeder Mensch trägt unterschwellig eine Sehnsucht in sich. Dies ist die Sehnsucht nach unserer geistigen Heimat. Diese Sehnsucht kann auch nur über die geistige Anbindung ihre Befriedigung finden. Diese verborgene, tiefsitzende innere Sehnsucht ist im Ursprung für die Religio, also die geistige Rückbindung, ursächlich. In unserer Kultur mit ihrer Materiegläubigkeit besteht nun ein fataler Trugschluss, nämlich die Überzeugung, dass diese tief sitzende Sehnsucht von einem Partner befriedigt werden könne.

Konflikte in Paarbeziehungen. Finden nun zwei sich liebende Menschen zueinander, die dann zusammenleben, so entsteht oftmals eine ungute »Grenzüberschreitung«. Während zum Zeitpunkt des Kennenlernens sich zwei eigenständige Individuen gegenüberstehen, so geschieht es häufig, dass sie beim Zusammenleben vom jeweiligen »Ich« ins gemeinsame »Wir« wechseln. Dagegen wäre im Prinzip nichts einzuwenden, wenn da nicht unsere im Unterbewusstsein schlummernden Sehnsüchte und melancholischen Bedürfnisse nach Liebe und Anerkennung, die in der Kindheit fehlten, wären.

Diese melancholischen Bedürfnisse können dann zu einem großen Hindernis in einer Liebesbeziehung werden. Unter dem Motto »Ich liebe dich so sehr, viel mehr als mich selbst« oder »Ich kann ohne dich nicht leben« verlieren viele Menschen ihre Individualität und ihre Abgrenzung. Aus den eigenen sehnsüchtigen Bedürfnissen entstehen schnell Forderungen. Jetzt soll der Partner oder die Partnerin dem anderen die Liebe und Anerkennung geben, die ihm seine Mutter oder sein Vater in der Kindheit verweigerten. Gelingt ihm dies nicht, so fühlt man sich unverstanden, was dann vermeintlich immer am anderen liegt. So kann es in einer Partnerschaft zu Missverständnissen und Frustration kommen, was zu einer Trennung führen kann.

Eine gesunde Eigenliebe und das Wissen um Gott und die Schöpfung sowie die innere Verbundenheit mit der geistigen Welt können so etwas verhindern.

Dem anderen sein Sosein zugestehen. Wenn wir erkennen können, wie wichtig es ist, uns selbst als den Mittelpunkt unseres Lebens zu sehen und das Gleiche dem Partner und den Mitmenschen zuzugestehen, wenn wir begreifen, dass es so viele individuelle Standpunkte und Betrachtungsweisen gibt, wie es Menschen auf der Erde gibt, dann können wir frei und verständnisvoll miteinander umgehen, dann fühlen wir uns nicht zurückgedrängt oder verletzt. Über die Liebe zu uns erwacht die Liebe zur Schöpfung und zu den Mitmenschen. Die Partnerschaft wird zu einer wunderbaren Resonanz der Liebenden auf ihre jeweils in jedem Einzelnen vorhandene Liebe. Schenken und erlauben wir uns selbst immer mehr Liebe und Wertschätzung, gehen wir über unsere Liebe in Resonanz mit der Liebe im anderen, und erschaffen wir uns so eine liebevolle Welt. In tiefer innerer Liebe und Harmonie sind die Immunabwehr und Selbstheilungskräfte intakt, und es gibt keinen Nährboden für Unwohlsein oder gar Krankheit.

Bedingt durch unser eigenes Glück und unsere Liebe, bringen wir auch mehr Liebe auf diese Erde und werden unserem Lebenssinn gerecht.

Zur Harmonisierung in einer Partnerschaft empfehle ich die nachfolgende Partnerübung.

Partnerübung zur Stärkung und Heilung von Beziehungen

Beide Partner setzen sich bequem gegenüber und gehen in die innere Ruhe, in einen meditativen Zustand.

Beide Partner legen die Hände auf ihre Knie. Rechte Hand mit der Handfläche nach oben, linke Hand liegt mit der Handfläche auf.

Nun legen Sie gegenseitig die Hände ineinander, sodass die Finger jeweils beim anderen auf dem Unterarm (Pulsbereich) zu liegen kommen.

Schließen Sie nun die Augen, und verharren Sie, entspannt atmend, ca. 5 Minuten in dieser Position.

Seien Sie ganz in Liebe, und spüren Sie, wie ein Lichtkreis zwischen Ihrem Herzen und dem Partner entsteht.

Diese Übung sollte täglich durchgeführt werden, um Vertrauen und Harmonie in der Beziehung zu stärken.

Das heilsame Atmen

Bewusster Atem verstärkt die göttliche Anbindung. Das richtige Atmen ermöglicht das *Loslassen* von Ängsten, Spannungen und Irrtümern sowie das *Zulassen* von Wissen, Weisheit und Liebe und das *Seinlassen* der Dinge, die man nicht verändern kann, und man vermeidet somit Konflikt und Kampf.

Das richtige Atmen wird oft unterschätzt, weil die meisten Menschen es sich zur Gewohnheit machten, mehr aus dem flachen Atmen heraus zu leben als aus dem harmonischen und klaren Gefühl des Urvertrauens heraus und damit aus einem tiefen, ursprünglichen Atmen.

Tiefer Atem bedeutet Frieden, Urvertrauen und Wahrheit. Flache Brustatmung bedeuten hingegen Angst und Einseitigkeit mit der Gefahr des Irrtums.

Natürlicher Atem. Wenn man Tiere beobachtet, so kann man feststellen, dass sie tief in den Bauch atmen. Sie sind ganz im Hier und Jetzt, weil sie nicht ins Grübeln flüchten können. Sie befinden sich ganz im Urvertrauen und in der Gegenwart. Nur bei Gefahr atmen sie flach und angespannt, was in dem Moment auch seinen Sinn hat. Das Gleiche kann man auch noch bei Vorschulkindern feststellen, soweit sie ohne Schocks aufwachsen durften.

Der tiefe Atem ist die ursprüngliche Form des inneren Gleichgewichts und der Gesundheit. Durch tiefen Atem sind wir im Urvertrauen und somit im tiefen Frieden, dadurch sind wir mit und in Gott. Dies ermöglicht dem göttlichen Licht, durch uns hindurchzufließen und jede einzelne Zelle zu erreichen. Die Zellkommunikation findet durch Biophotonen (vom Organismus abstrahlendes Licht) und inneren Frieden statt, wodurch die Gesunderhaltung sowie auch eine Gesundung möglich werden.

Tägliche Atemübungen. Es ist daher sinnvoll, mehrmals im Laufe des Tages hintereinander tief in den Bauch hineinzuatmen, sich dabei der göttlichen Anbindung stets bewusst zu sein und diese durch dieses Bewusstsein zu stärken.

Wenn Sie in Ihrer Meditation oder Ihrem Gebet vertieft sind, so können Sie gern Ihre Hände dabei auf den unteren Bauchbereich oder die Bauchnabelgegend legen. Zählen Sie beim Einatmen langsam und mit Gefühl bis neun, machen Sie eine kurze Pause, und zählen Sie wieder bis neun beim Ausatmen. So gewöhnen Sie sich an die Entschleunigung und an diese Form von aktiver Aufmerksamkeit und erhöhtem Bewusstsein. So wird das »richtige« Atmen, der Atem des Urvertrauens, nach und nach zu einer positiven Gewohnheit, und die negativen Gewohnheiten, wie das Hetzen durch den Tag, werden gleichzeitig abgebaut, und der Alltag wird immer mehr selbst zu einer Meditation werden. Dies sollte die gesunde Haltung eines modernen Menschen sein, die uns ein liebevolles und klares Bewusstsein, voller Wissen und Weisheit in allen Situationen des Alltags ermöglicht. In dieser Haltung liegen Stimmigkeit, gesunde Lebensführung und Erfolg. Man trifft Entscheidungen, die man nie bereuen muss, weil man sie in jeglicher Lebenssituation, tiefen Atem bewahrend, bewusst und souverän getroffen hat.

Atmen und Gefühle. Achten Sie also auf einen möglichst dauerhaften tiefen, bewussten und friedfertigen Atem. Denn es ist das Erste, was wir tun, wenn wir auf die Welt kommen, und das Letzte, bevor wir sie wieder verlassen, und dazwischen tun wir es unzählige Male, andauernd. Trotz dieser unglaublichen Fülle ist uns kaum bewusst, dass Atmen nicht nur eine lebenswichtige Funktion ist, sondern auch eine Beziehung zu unseren Gefühlen darstellt. Die Atmung richtet sich nach unserer Stimmung: Wenn wir Angst haben, atmen wir kurz und hektisch, und wenn wir Mut fassen, atmen wir tiefer, wenn wir unruhig sind, atmen wir langsam, aber flach. Sind wir wütend, atmen wir durch die Nase, bereit, gleich »in die Luft zu gehen«. Unsere Atmung verändert sich mit jedem Gefühl und mit jedem Gedanken. Die Atmung ist richtungsweisend, und sie zeigt uns, wie es uns geht. Wenn unsere Atmung ruhig und entspannt ist, bleibt auch der Körper ruhig und entspannt. Atmen wir kurz und schnell, so geht der Körper automatisch in Alarmbereitschaft. Dies ist ein Signal für den Organismus, eine hohe Dosis

Stresshormone auszuschütten, was wiederum eine erhöhte Anspannung bewirkt. So hat der Atem einen wichtigen Bezug zu unserer Stimmung und damit zu unserer Lebensqualität, die wir über den Atem selbst beeinflussen können.

Atem und Energie. Gestresstes, falsches Atmen führt dazu, dass unser Körper kontinuierlich Energie verliert. Dadurch entsteht ein Sauerstoffmangel, und wir fühlen uns müde und kraftlos. Falsches Atmen hängt oft auch zusammen mit Schulter- und Rückenverspannungen; auch Kopfschmerzen, Schwindel, Angst- und Panikattacken sind häufig damit verbunden. Es ist uns meist gar nicht bewusst, dass die Verspannungen eine Verbindung mit der falschen Atmung haben und sich über bewussten Atem lösen können.

Tiefes, richtiges Atmen wirkt sich dagegen entspannend aus und gibt uns Energie. Es entstehen Lockerheit, Friede und Zuversicht. Durch richtiges Atmen erschließt sich einem eine neue Welt. Wir können uns das Gefühl, in ständiger Eile sein zu müssen, abgewöhnen und in unseren ursprünglichen göttlichen Zustand des Friedens gelangen. So finden wir auch zu einer guten Gesundheit und verfügen über Kraft und Energie, die wir je nach Situation benötigen.

Ohne unsere Achtsamkeit dominiert das hohe Lebenstempo unsere Atemfrequenz, dies auch noch in der Nacht, und beeinträchtigt dann die Schlafqualität. Denn selbst wenn wir schlafen, ist unsere Atemfrequenz immer noch zu hoch, da wir auch in der Nacht in Alarmbereitschaft bleiben und nicht loslassen können. So finden wir auch keinen gesunden Schlaf, der ja so wichtig für die Regeneration des Körpers wie auch des Geistes ist. Das führt dann wiederum dazu, dass wir uns nicht wirklich entspannen können, was wiederum zum flachen Atmen führt.

Bewusst ruhiger und tiefer zu atmen bringt den gehetzten Körper dagegen zur Ruhe und sorgt für Entspannung, während falsches Atmen Stress und Angespanntheit verstärkt. Gestresster Atem bedeutet, dass der Einatemimpuls stärker ist und das Ausatmen zu früh endet. Dabei bringt uns gerade das sorgfältige Ausatmen in die Ruhe.

Atmen und Bewusstsein. Bewusstes Atmen bedeutet auch, sich seiner Gefühle, Gedanken und Handlungen bewusst zu sein. Dieses Bewusstsein ist eine innere Haltung der Liebe. Währenddessen sind wir achtsam und rutschen nicht in eine Opfer- oder Täterhaltung ab, sondern beobachten die Situation sowie uns selbst und sind damit Beobachter und Gestalter. Dies ist eine Kraft der Selbstbestimmung, die Souveränität gibt und einem hilft, über den Dingen zu stehen, anstatt an ihnen zu leiden.

Wir sollen den Atem nicht ständig als richtig oder falsch bewerten, es geht eher darum, dass wir ein besseres Gefühl für den eigenen Atem und seinen natürlichen Rhythmus gewinnen. Dabei helfen Ihnen die vielen bereits beschriebenen Bewusstseinsübungen dieses Buches sowie folgende Übung:

Atemübung für zwischendurch

Ganz gleich, wo und in welcher Situation Sie sich gerade befinden, atmen Sie bewusst mehrere Male tief durch. Wenn Sie möchten, legen Sie sich dabei Ihre Hände auf die Bauchgegend. Spüren Sie, wie beim tiefen Einatmen die Bauchdecke sich etwas wölbt und beim tiefen Ausatmen die Bauchdecke sich zurückzieht. Praktizieren Sie diese Atmung noch einige Male, bis Sie sich in Ihrem Körper besser wahrnehmen können.

Machen Sie sich bewusst, was sich gerade alles außerhalb von Ihnen abspielt, und werden Sie sich darüber bewusst, dass Sie einen inneren Abstand zu all dem haben.

Spüren Sie Ihren Körper voller Wärme und Sanftheit, und lächeln Sie aus tiefstem Herzen heraus. Empfinden Sie wieder ganz bewusst die Liebe in sich. Atmen Sie im tiefen Empfinden der Liebe und Wärme weiter ruhig ein und aus.

Nehmen Sie wahr, wie in Ihnen die Kraft, Klarheit und Freude zunehmen und Sie immer stärker und bewusster werden. Lassen Sie sich noch einen Augenblick Zeit, und sagen Sie dann aus vollem Herzen drei Mal ganz bewusst: »Ich liebe mich. Ich liebe mich. Ich liebe mich.«

Lächeln Sie, gestärkt in dieser Kraft, von innen heraus die Welt an, und gehen Sie wieder Ihren Aufgaben nach, die auf Sie im Außen warten. Bewahren Sie im tiefen Atem weiterhin Ihre innere Haltung der Liebe, Freude und Stärke.

Üben Sie regelmäßig. Nutzen Sie in Ihrem Alltag öfter einmal kurze Wartezeiten, um bewusster und ruhiger zu atmen und so mit Ihrer göttlichen Kraft stärker verbunden zu sein. Sie werden immer intensiver erleben können, dass beim bewussten Atmen Körper, Seele und Geist schnell zur Ruhe kommen und Sie sich viel freier und kraftvoller fühlen. So wie alles im Leben ist auch das richtige, harmonische Atmen Übungssache. Es ist einfach, doch erfordert es auch etwas Disziplin, den Körper daran zu gewöhnen. Es ist sinnvoll, mit zehn Minuten ruhigem Atmen täglich zu beginnen, nach Möglichkeit zur gleichen Tageszeit, weil es dann besser ins Bewusstsein eingeht. Die beste Wirkung erzielt man, wenn man diese Übung über zwei bis drei Monate regelmäßig praktiziert, denn wir brauchen in der Regel diese Zeit, um bestimmte Verhaltensmuster zu ändern und die positiven Gewohnheiten dann auch in unserem Alltag ganz selbstverständlich zu leben. Dies wirkt sich positiv auf unseren geistigen wie auch physischen Gesundheitszustand aus, denn oft wird der Atem von verschleppten Schockstarren blockiert, die besonders im Magen-Zwerchfell-Bereich gespeichert sind. Mit täglicher Übung können die Starren durchlichtet und gelöst werden, und alles kann wieder in Fluss geraten. Das tiefe, harmonische Atmen verschafft uns auch ein höheres Selbstbewusstsein und verstärkt das Selbstvertrauen. Das höhere Bewusstsein verhilft zur besseren Selbsteinschätzung sowie zur besseren Einschätzung von Situationen im Außen und macht einen dadurch selbstsicherer, weiser und gütiger.

Energiezentren des Körpers

Der Mensch steht mit seinen Mitmenschen, der Erde und dem Kosmos in ständiger Verbindung, und jeder Körper hat sein eigenes Energiefeld. Es gibt viele energetische Zentren im Körper, auf dem Körper und um den Körper. Hier wären die Meridiane aus der chinesischen Medizin zu erwähnen. Der Heilpraktiker Peter Mandel beschreibt zahlreiche Energiezentren in Form von geometrischen Figuren auf der Hautoberfläche, Kreise, Ellipsen und Kreuze wie auch Punkte, Linien und vieles mehr. Für uns sind hier vorrangig die Chakras und die Aura des Menschen wichtig. Die Aura wird von einer feinstofflichen Energiehülle um den Körper herum gebildet. Die Chakras sind feinstoffliche Energiezentren im Körper. Das Energiefeld des Körpers schwingt mit dem Energiefeld der Erde und des gesamten Kosmos zusammen.

Die Chakras

Bei den Chakras handelt es sich um eine Art »Energieräder«. Ich kann sehen, dass sie sich nach rechts drehen (im Uhrzeigersinn) und sich ausweiten, wenn der Mensch glücklich und harmonisch ist und somit Energiezufluss erhält. Sie drehen linksherum und verkleinern sich, wenn der Mensch sich verschließt, z.B. durch negative Gedanken und Gefühle, und er verliert Energie.

Chakras steuern die Vitalenergie für körperliches und geistiges Wohlbefinden und sind energetisch miteinander verbunden. Wenn sie unbelastet sind, versorgen unsere Chakras unser System reibungslos mit Energie. Blockierte Chakras hemmen den Energiefluss, und es können gesundheitliche Probleme auftreten. Falsches Denken und Fühlen, meist durch emotionale Traumata entstanden, kann einzelne Chakras blockieren, und da sie miteinander verbunden sind, kann das Chakrasystem großflächig blockiert werden. Den Chakras wurden von Menschen Farben zugeordnet. Mit diesen Farben zu arbeiten, ist auch deshalb sinnvoll, weil sie in ihrer Frequenz die Wirkung der einzelnen Chakras widerspiegeln. Tatsächlich aber strahlen alle Chakras in reinem kristallweißem Licht und sind im Einklang mit dem kosmischen Licht.

Der Mensch hat mehrere Chakras. Ich beschreibe hier die sieben wichtigsten Hauptchakras.

1. Chakra = Wurzelchakra (Muladhara)

Ort:	unteres Ende der Wirbelsäule; Dammbereich
Erzengel:	Michael
Farbe:	Rot
Element:	Erde – Über das Wurzelchakra steht der Mensch mit beiden Beinen auf dem Boden.
Qualität:	Feuer, Hitze, Aktivität, Bewegung, Lebenskraft, Tatkraft, Erregung
Wirkung:	stark anregend, beschleunigend, spannungssteigernd, Herz und Puls beschleunigend, durchblutungsfördernd, erweiternd, antreibend
Psychologische Ebene:	der unbewusst schlafende Mensch; eingemauert in sich selbst; statische Energie; versteht nicht, Ja zum Leben zu sagen; mangelnde Erdung; mangelndes Durchsetzungsvermögen; fühlt sich nirgendwo richtig zu Hause; Angst, hilflos zu sein; flüchtet sich in Arbeit, Alkohol, Drogen, Sex
Segment:	Gesäß, Beine, Füße
Organe:	Verdauungstrakt, Anus, Skelett (Knochen), Haut, Nägel, Zähne
Drüsen/Hormone:	Nebennieren/Adrenalin, Noradrenalin
Mögliche gesundheitliche Störungen:	Hexenschuss, Ischialgien, Knochenschmerzen, Verdauungsbeschwerden
Öffnung:	öffnet sich nach unten

2. Chakra = Sakralchakra (Svadisthana)

Ort:	ca. Schambein
Erzengel:	Samael
Farbe:	Orange
Element:	Wasser
Qualität:	aufbauend, kräftigend
Wirkung:	leicht anregend, regt die Nierenfunktion an, freudvoll, antidepressiv, aufhellend, erotisch anregend
Psychologische Ebene:	Die sexuelle Energie wird wach, man fängt an, sich zu öffnen. Niedrige Schwingungen, Begierden, Eifersucht, Lust, Wut usw. Mangelnde Lebensfreude, Angst vor Mangel, diszipliniert, große Verantwortung, fühlt sich selbst sexuell nicht anziehend, Schuldgefühle und Sentimentalität
Segment:	Gebiet des Beckens, Unterbauch, Lendenwirbelsäule
Organe:	Nieren-Blasen-Trakt, Geschlechtsorgane, Bindegewebe, Lymphsystem
Drüsen/Hormone:	Keimdrüsen (Eierstöcke, Hoden)/Östrogene, Testosteron
Mögliche gesundheitliche Störungen:	Unterleibsprobleme wie Eierstock- oder Prostataleiden, Menstruationsbeschwerden, Harnwegsinfekte, Orgasmusunfähigkeit, Potenzstörungen, Unfruchtbarkeit
Öffnung:	öffnet sich nach vorn und hinten

3. Chakra = Solarplexuschakra (Manipura)

Ort:	Magengrube
Erzengel:	Zachariel
Farbe:	Gelb
Element:	Feuer
Qualität:	heiter, aufmunternd, ausgleichender Charakter, kräftige Tiefenwirkung
Wirkung:	anregend auf alle Drüsenfunktionen, schleimfördernd, nervenstärkend
Psychologische Ebene:	Verlangen nach Macht, Ehrgeiz, Eroberung, Besitz, intensive Aktivität, Perfektionismus, schwaches Durchsetzungsvermögen, kann Gefühle nicht frei ausdrücken, mangelndes Selbstwertgefühl, mangelndes Vertrauen, Angst und Aggression, Versagensängste
Segment:	Oberbauch
Organe:	Leber, Galle, Magen, Dünndarm, Bauchspeicheldrüse, Milz, Immunsystem, Sehnen und Muskeln
Drüsen/Hormone:	Bauchspeicheldrüse/Insulin
Mögliche gesundheitliche Störungen:	Beschwerden von Magen, Leber, Galle, Milz, Übergewicht, Sodbrennen, Diabetes mellitus
Öffnung:	öffnet sich nach vorn und hinten

4. Chakra = Herzchakra (Anahata)

Ort:	fünfter Brustwirbel/Mitte der Brust
Erzengel:	Gabriel
Farbe:	Grün
Element:	Luft
Qualität:	aufbauend, vermittelnd, herzlich
Wirkung:	Ausgleichend, wiederherstellend, beruhigend. Die Liebe vereint die Gegensätze. Das Kleine, Persönliche, Egoistische verlöscht. Empathie mit den anderen, man öffnet sich.
Psychologische Ebene:	»gebrochenes Herz«; ausgeprägtes Liebesbedürfnis; fühlt sich einsam und ungeliebt; Angst vor Gefühlen; kann diese nicht zeigen; verbittert; kann schwer vergeben; muss lernen, Mitgefühl zu entwickeln
Segment:	gesamter Brustbereich, Brustwirbelsäule, Arme, Hände
Organe:	Herz, Kreislauf, Lunge
Drüsen/Hormone:	Thymus
Mögliche gesundheitliche Störungen:	Herzrhythmusstörungen, Angina pectoris, Lungenerkrankung, Blutdruckbeschwerden, Beschwerden im Bereich Brustwirbelsäule, Schulter, Arme und Hände
Öffnung:	öffnet nach vorne und hinten

5. Chakra = Halschakra (Vissuddha)

Ort:	Kehlkopf
Erzengel:	Uriel
Farbe:	Blau
Element:	Äther
Qualität:	erholend, entspannend, schlaffördernd
Wirkung:	kühlend, abbauend, hemmend
Psychologische Ebene:	Das Halschakra dient als Verbindung zwischen der Intelligenz des Geistes und der Intelligenz des Herzens. Schwingt es frei, können Herz und Verstand zusammen harmonisch wirken. Hier drückt man sich aus und möchte sich läutern, sich nach innen kehren, um die Schwingung Gottes zu erspüren. Man möchte die Energien verfeinern. Schwierigkeiten, sich auszudrücken, muss oft nach Worten suchen, oder überschwängliche Geschwätzigkeit, fühlt sich in Anwesenheit anderer unsicher.
Segment:	Hals und Unterkiefer
Organe:	Halswirbelsäule, Luftröhre, Lunge, Sprachorgane, Schilddrüse, Nebenschilddrüse, Zähne, Zunge
Drüsen/Hormone:	Schilddrüse, Nebenschilddrüse/Thyroxin
Mögliche gesundheitliche Störungen:	Schilddrüsenbeschwerden, Über- und Unterfunktion, rezidivierende Halsentzündungen, Sprachstörungen, Schmerzen und Steifigkeit von Halswirbelsäule, Schulter und Nacken, Zahn- und Zahnfleischprobleme
Öffnung:	öffnet sich nach vorne und hinten

6. Chakra = Stirnchakra (Ajna)

Ort:	zwischen den Augenbrauen (»Drittes Auge«)
Erzengel:	Anael
Farbe:	Indigo bis Violett
Qualität:	erhebend, distanzierend
Wirkung:	dämpfend, einschläfernd
Psychologische Ebene:	hohe spirituelle Erfahrungen; Seligkeit; Einheit des Inneren mit dem Äußeren; kann seinen Weg nicht finden, seine Bestimmung nicht erkennen; Stimmungstiefs; hält sein Leben für sinnlos; starre, festgefahrene Verhaltensmuster; übertriebene Sorgen; Zwangsstörungen
Segment:	Kopf ab Oberkiefer
Organe:	Stamm- und Kleinhirn, Nervensystem, Seh-, Gehör-, Geruchssinn
Drüsen/Hormone:	Hypophyse/Hormone, die das körperliche Geschehen steuern
Mögliche gesundheitliche Störungen:	Gehirnerkrankungen, Kopfschmerzen, Augen- und Ohrenleiden, Seh- und Hörschwäche, Nebenhöhlenentzündungen, Konzentrationsstörungen und Lernschwäche
Öffnung:	öffnet sich nach vorne und hinten

7. Chakra = Scheitel-, Kronenchakra (Sahasrara)

Ort:	höchster Punkt des Kopfes
Erzengel:	Raphael
Farbe:	Purpur
Qualität:	spirituell fördernd
Wirkung:	wirkt harmonisierend auf den gesamten Menschen
Psychologische Ebene:	Es gilt als spirituelles Energiezentrum und stellt die Verbindung zum Transzendenten dar. Kosmische Einheit mit Gott; göttliche Eingebungen; supramentale Intuition; mangelnde Lebensfreude; Angst, sich zu verändern; findet sein Leben bedeutungslos; glaubt nicht an seine unsterbliche Seele; religiöser Fanatismus
Organe:	Großhirn
Drüsen/Hormone:	Epiphyse, Serotonin, Melatonin
Mögliche gesundheitliche Störungen:	Störungen dieses Chakras wirken sich immer auf das gesamte Leben des Menschen aus. Alle chronischen Erkrankungen, auch schwere Erkrankungen, schwache Immunabwehr, Verwirrung, Vergesslichkeit, Erschöpfung, Depression, Schlaflosigkeit
Öffnung:	öffnet sich nach oben

Meditation über die Chakras. Die Chakra-Heilmeditation möchte ich besonders empfehlen, um die Energien im Körper in einen harmonischen Ausgleich zu bringen. Sie ist auch besonders für Menschen geeignet, die Schwierigkeiten haben, sich in der Meditation über einen längeren Zeitraum hinweg zu konzentrieren, oder die dabei einschlafen und die göttliche Kraft so noch nicht spüren können. Diese Meditation zentriert den Menschen, er kann sich auf sich selbst konzentrieren, sich heilend ausgleichen und auf diese Weise seinen Weg zu Gott finden.

Es ist nicht nur für die Heilung, sondern auch für das alltägliche Leben notwendig, immer wieder frische und reine Kraft aus den göttlichen lichtvollen Ebenen des Universums »zu tanken« und sich dadurch aufzurichten, neu einzustimmen und weiter zu entfalten.

Chakra-Heilmeditation

Setzen Sie sich entspannt hin. Bringen Sie Ihren Atem zum ruhigen Fließen. Spüren Sie die Liebe zu sich. Nehmen Sie lichtvoll Ihr Herz wahr.

Entspannen Sie Ihren Körper von unten nach oben. Lassen Sie die Muskulatur an den Füßen, Beinen, Becken, Rücken, Bauch, Händen, Armen, Schultern und Nacken locker, und spüren Sie Kühle im Gesicht.

Spüren Sie im Herzen »Die Liebe erfüllt mich«, und genießen Sie den einkehrenden inneren Frieden.

Achten Sie auf einen tiefen und ruhigen Atem.

Stellen Sie sich ein großes, gütiges, weißes Licht vor, das sich von Ihrem Herzen aus über Ihren ganzen Körper aus weiter ausbreitet und Sie schließlich ganz erfüllt.

Genießen und halten Sie diesen Zustand, lassen Sie geschehen. Richten Sie dabei Ihren Fokus auf Ihr Wurzelchakra, während Sie weiterhin ganz vom weißen Licht erfüllt sind und Liebe in Ihrem Herzen spüren.

Visualisieren Sie die Farbe Rot in Ihrem Wurzelchakra (erstes Chakra), und lassen Sie das Rot eine bis drei Minuten in dem Chakra wirken.

Bleiben Sie weiterhin immer in Ihrem weißen, gütigen Licht und in Ihrer Herzensliebe.

Richten Sie Ihren Fokus nun auf Ihr zweites Chakra. Visualisieren Sie die Farbe Orange, und lassen Sie diese Farbe eine bis drei Minuten in diesem Chakra wirken.

Bleiben Sie weiterhin in Ihrem weißen, gütigen Licht und Ihrer Herzensliebe, und verfahren Sie mit den weiteren Chakras in der gleichen Weise.

Visualisieren Sie die Farbe Gelb für das Solarplexuschakra, die Farbe Grün für das Herzchakra, Blau für das Halschakra, Indigo für das Stirnchakra und schließlich Purpur für Ihr Scheitelchakra.

Wenn Sie damit fertig sind, so nehmen Sie wahr, wie aus Ihnen eine große, strahlende Lichtsäule geworden ist. Durch diese Säule fließt das Licht vom Himmel durch Sie hindurch in die Erde. Schöpfen Sie neue Energie daraus, und fühlen Sie sich erfüllt.

Kommen Sie dann im Gefühl »Ich liebe mich« langsam wieder zu sich.

Um sich die Farben merken zu können, könnten Sie einen menschlichen Körper zeichnen, die Farben auf die jeweiligen Stellen aufmalen und sich dieses Bild einprägen.

Die Aura

Die Aura ist eine energetische Dichte um den Menschen. Ihr Ausdruck spiegelt den seelischen, geistigen und körperlichen Zustand der Person wider. Man kann daran auch die spirituelle Anbindung des Menschen an das Göttliche erkennen.

Die Aura hat quasi keine Grenze und kein Ende, sondern wird mit zunehmender Entfernung zum Menschen immer energieärmer und damit auch für einen Hellsichtigen immer weniger sichtbar.

Da alle Materie die maximale Verdichtung der Energie darstellt, hat auch jedes Lebewesen auf der Erde eine Aura. Materielle Gegenstände haben auch ein Energiefeld, das aber anders beschaffen ist als die Aura. Eine Aura ist, im Gegensatz zu einem Energiefeld eines Gegenstandes, an lebende Zellen gebunden und somit veränderbar.

Die komprimierte Aura ist von Mensch zu Mensch unterschiedlich weit ausgedehnt. Sie reicht bei vielen Menschen ungefähr einen Meter um den Körper herum.

Je mehr ein Mensch sich für die lichtvollen geistigen Welten und heilsamen Kräfte öffnet und bewusst auch an der eigenen ganzheitlichen Heilwerdung arbeitet, desto mehr lichte Schwingungen nimmt er auf, desto lichtvoller wird seine Aura. Eine solche Aura kann sich dann sichtbar bis auf zwei oder gar drei Meter ausdehnen.

Die Aura verändert sich ständig mit dem Gemütszustand des Menschen; sie vergrößert sich und wird strahlender bei strahlenden Gedanken und Gefühlen. Und verkleinert und verdunkelt sich bei Angst und Aggression. Je mehr ein Mensch von Herzen lebt, desto weiter und strahlender ist seine Aura!

Wahrnehmung der Aura. Für die Wahrnehmung des eigenen Befindens und für die Hilfe an unseren Mitmenschen kann es von Vorteil sein, die Aura wahrnehmen oder noch besser sie sehen zu können. Man kann dadurch Schwachstellen spüren oder sehen. Bei körperlichen Beschwerden gibt es Energielöcher im Energiemantel, und bei emotionaler Angst ist die gesamte Aura klein, energetisch schwach und dunkel.

Man kann die Aura mit den Händen erfühlen, und prinzipiell ist es jedem Menschen auch möglich, sie zu sehen. Die Aura zu sehen bedeutet, in die feinstofflichen Ebenen zu schauen, mit reinen Gedanken und klarem Blick und ohne jegliche Bewertung.

Die folgende Übung ist gedacht für Menschen, die ihre Sensibilität schulen wollen, aber auch für die, die schon geübt sind. Solche Wahrnehmungen sind jedem möglich, probieren Sie es aus.

Meditation zur Wahrnehmung der eigenen Aura

Setzen Sie sich bequem hin, nehmen Sie sich liebevoll wahr, und schließen Sie Ihre Augen.

Entspannen Sie Ihren Körper. Atmen Sie mit einem inneren Lächeln.

Sagen Sie innerlich:
»Ich verbinde mich mit der lichtvollen geistigen Welt und bitte um die himmlische Unterstützung und Führung. Bitte zeigt mir stets das, was sinn- und lichtvoll für meine Entwicklung ist. Amen.«

Spüren Sie die Liebe und die Wärme in Ihrem Herzen, und gehen Sie in die Innenschau. Stellen Sie sich ein großes Licht in Ihrem Herzen vor, das zu allen Seiten hin strahlt.

Fühlen Sie, wie dieses liebevolle Licht immer größer wird und immer weiter von innen nach außen strahlt, bis es aus dem Körper hinausleuchtet.

Nun spüren Sie in Ihren Körper hinein. Spüren Sie, wie Ihr Licht nach links und nach rechts leuchtet, bis Sie beide Körperseiten strahlend und angenehm warm wahrnehmen.

Nehmen Sie weiterhin Ihren Körper liebevoll und sanft wahr. Spüren Sie, wie das Licht nach vorne und nach hinten leuchtet und Sie sich strahlend und angenehm wahrnehmen.

Spüren Sie in sich hinein, seien Sie erfüllt von Liebe und Harmonie, und betrachten Sie, wie Ihr Licht nach unten und nach oben leuchtet und Sie sich kraftvoll und durchlichtet wahrnehmen.

Achten Sie darauf, ruhig zu atmen und gelassen zu bleiben.

Lassen Sie Ihren Blick ruhig und stetig, und beobachten Sie, was Sie wahrnehmen. Viele Menschen können bald feststellen, dass sie mehr und mehr feinstoffliche Schwingungen, Energien und sogar Farben spüren oder auch sehen können.

Behalten Sie Ihren Blick bei, und führen Sie ihn nun im Uhrzeigersinn um den ganzen Körper herum. Sie können einen Lichtkranz wahrnehmen oder so etwas wie sanfte Wasserwellen, die auch farbig getönt sein können. Durch Übung wird die Aura sich immer deutlicher wahrnehmen lassen, und Sie können dann auch sehen, wie weit diese transparente Ausstrahlung um den Körper herum sichtbar ist.

Gehen Sie ganz bewusst in die Liebe. Denken Sie Liebe, fühlen Sie Liebe, atmen Sie harmonisch und von Liebe erfüllt, und Sie werden sehen und spüren, wie Ihre Aura größer, lichtvoller und farbenfroher wird.

Schöpfen Sie ganz viel Kraft aus diesem harmonischen Zustand. Atmen Sie mehrmals tief durch, und spüren Sie Wärme in Ihrer Brust. Schenken Sie sich ein Lächeln, und sprechen Sie dreimal innerlich zu sich selbst: »Ich liebe mich.«

Kommen Sie langsam zurück, und strecken Sie sich.

Aurafarben. Der Mensch besitzt normalerweise eine Aura, in der alle Spektralfarben wie in einem Regenbogen enthalten sind. Mit zunehmendem Eintritt in das neue Zeitalter werden immer mehr Menschen geboren, deren Aura auch »neue« Farben enthält. Ursächlich für diese Farbveränderungen sind die sich verändernden Fähigkeiten des Menschen der neuen Zeit.

Indigofarbene Aura. Eine der neuen Farben ist das Indigo, ein Blauviolett. Ein indigofarbener Kreis kann sich in unterschiedlicher Körperentfernung in der Aura zeigen. Er kann entweder nah am Körper, also mehr im inneren Bereich der Aura, oder in der Mitte der Aura oder mehr am Rand der Aura vorhanden sein. Dies bringt unterschiedliche Bedeutungen und Eigenschaften mit sich.

Wenn der Indigokreis sich nah am Körper befindet, bedeutet dies, dass dieser Mensch eine starke Sensibilität besitzt, die er auch für feingeistige Dinge nutzen sollte. Zeigt sich der Indigokreis in der Mitte der Aura, hat dieser Mensch die Möglichkeit, seine vorhandene Sensibilität sowohl in der Materie als auch feingeistig auszuleben. Bei einem Indigokreis in der Außenaura besitzt der Mensch eher das Bedürfnis nach Veränderung, was oftmals dann auch zur Rebellion führt. In allen drei Fällen handelt es sich um mitgebrachte Fähigkeiten und das Wissen der neuen Zeit.

Kristallfarbene Aura. Die Farbe Kristall, ein helles Aquamarin in der Aura, ist ein Zeichen dafür, dass diese Menschen nochmals sensibler sind als jene mit der indigofarbenen Aura. Die gesamte Aura der sogenannten »Kristallkinder« strahlt ausschließlich in Kristall. Bei diesen Menschen überwiegt der Bezug zum Feingeistigen. Die Kraft ihrer Kristallaura wirkt sich auch deutlich auf Körper und Psyche aus.

Die Lernfähigkeit ist bei Menschen mit Indigo- wie auch bei Kristallaura anders gelagert. Dies bedeutet, dass die Pädagogen zu ihnen einen anderen, sinnerfüllten, eher künstlerischen und persönlichen Zugang finden müssen. Sie brauchen eine gezielte erzieherische und pädagogische Förderung ihrer besonderen Fähigkeiten.

Da die Evolution nach dem göttlichen Plan weiter voranschreitet, werden auch weitere Veränderungen in der Aura der Menschen stattfinden. Ich sehe manchmal bereits Rosé und noch sehr selten auch Lichtgrün in der Aura des Menschen (siehe weiter unten). Dies hat ebenfalls mit Fähigkeiten der neuen Zeit zu tun, wobei Rosé für eine ausgeprägte Liebesfähigkeit und das helle Grün für starke Heilfähigkeiten steht. Beides sind Fähigkeiten, die die Menschheit in der Zukunft begleiten werden.

Regenbogenfarbene Aura. Die meisten Menschen besitzen eine Aura, in der alle Spektralfarben wie beim Regenbogen sichtbar sind. Dies bedeutet, dass der Mensch alle Eigenschaften in sich vereint, die er für die Erfüllung seiner Aufgaben braucht. Wenn eine Farbe besonders dominiert, spiegelt sie die Kraft, die dieser Mensch zur Zeit besonders nutzt oder braucht, wider.

Alle Menschen mit einer regenbogenfarbenen Aura befinden sich genauso in der Entwicklung wie alle anderen auch, und auch bei ihnen können weitere Farben hinzukommen. Wenn z. B. ein solcher Mensch die Fähigkeiten entwickelt, die neuen Kräfte in sich zu integrieren, so können sich in seiner Aura dann ebenfalls die neuen Farben zeigen.

Roséfarbene Aura. Menschen mit einer roséfarbenen Aura sind nochmals sensibler als jene mit Kristallaura. Sie wirken auf andere durch ihre hohe Liebeskraft heilsam, weil sie aus tiefer Liebesfähigkeit heraus wirken.

Lichtgrüne Aura. Menschen mit einer lichtgrünen Aura sind heute noch äußerst selten. Sie sind nochmals sensibler und stärker in ihrem geistigen Wirken als alle bisherigen Aurafarben. Menschen, deren Aura ganz lichtgrün ist, tragen eine besonders neue spirituelle Heilgabe in die Menschheit. Sie sind die zukünftigen Menschen, die heilige und heilende Energie in alle Bereiche bringen werden. Ihr Blick ist der eines hohen weisen Menschen oder Gelehrten.

Nach Auskunft der Engel werden sich auch in Zukunft die Aurafarben des Menschen weiter verändern. Dies hängt mit der menschlichen Entwicklung und dem zunehmenden Bewusstsein auf unserer Erde zusammen.

Wahrnehmung und Heilung des Körpers

Die energetische Wahrnehmung wie auch die Heilung der Organe findet mit der Kraft unseres Bewusstseins statt. Fixieren Sie Ihre Gedanken auf ein Organ, und visualisieren Sie ein Symbol, eine Affirmation oder ein Gebet, und lassen Sie die Heilkraft darin wirken. Und in intensiver Vorstellung wird es Realität für Ihr Bewusstsein sein, mit der Sie arbeiten und heilen können. Dadurch werden das Geistige und das Physische eine gewünschte, lichtvolle Einheit. Das geistige Zulassen des Strömens von göttlichem Licht in die Zellen unseres Organismus stärkt die Heilwerdung auf der physischen Ebene. Es entsteht eine große Heilkraft, die wir dem Heilungsgeschehen durch unsere Liebesfähigkeit verleihen. Denn unsere Zellen »hören« auf unsere Gedanken und Gefühle und folgen deren

Anweisungen. Das Bewusstsein des Menschen überträgt sich so auf die Entwicklung seines Körpers. Die Entwicklung des eigenen Bewusstseins führt auch zur Entwicklung und zur Wiederherstellung der eigenen Gesundheit.

Meditation zur energetischen Organwahrnehmung

Setzen Sie sich aufrecht und bequem hin, schließen Sie die Augen. Entspannen Sie Ihren Körper, und achten Sie bewusst auf lockere Schultern.

Atmen Sie tief ein und aus, spüren Sie die Liebe in Ihrem Herzen, und lächeln Sie sich und die Welt an.

Geben Sie den Gedanken, die in Ihnen aufsteigen, keine Beachtung, sondern sagen Sie innerlich: »Gedanken sind unwichtig, nur mein Atem ist wichtig«, und folgen Sie Ihrem harmonischen Atem.

Genießen Sie jeden Atemzug, bis Sie spüren, dass harmonischer Atem, liebevolle Gefühle und klarer Geist eine lichtvolle Einheit bilden und Sie sich bewusst als Ganzes erfahren.

Sprechen Sie nun ein Gebet:
»Ich verbinde mich mit der lichtvollen geistigen Welt und bitte um die himmlische Unterstützung und Führung. Zeigt mir stets das, was sinn- und lichtvoll für meine Entwicklung und Heilung ist. Amen.«

Spüren Sie die Liebe und die Wärme in Ihrem Herzen, und gehen Sie in die Innenschau.

Fühlen Sie in sich hinein, und legen Sie fest, welches Organ Sie energetisch wahrnehmen möchten. Dann fragen Sie sich innerlich: »Wie nehme ich die Schwingung meines Organs (Bezeichnung des Organs, z. B. Lunge, Leber, Niere) wahr?«

Machen Sie sich bewusst, dass das entsprechende Organ wie alle Materie aus der maximalen Energiedichte besteht und somit einer Frequenz entspricht, die Sie energetisch wahrnehmen können.

Lenken Sie Ihre liebevolle Aufmerksamkeit an die entsprechende Stelle, und stellen Sie sich das Organ oder eine Körperstelle bildhaft vor. Stellen Sie sich vor, dieses Organ entspricht einer Schwingung, einem Licht, das energetisch pulsiert und zu allen Seiten hin strahlt.

In dieser Vorstellung atmen Sie tief durch, und spüren Sie die Frage: »Wie schwingt mein Organ (Bezeichnung des Organs)?«

Fühlen Sie tief atmend und in Liebe lächelnd das Organ, und beobachten Sie, ob dieses Bild vor Ihnen sich verändert.

Nehmen Sie wahr, wie die Schwingung sich bewegt. Es kann wellenförmig pulsieren, kreisförmig oder linear fließen. Die Energie kann sich horizontal oder auch vertikal ausbreiten sowie sich stauen usw.

Fühlen Sie tief atmend und in Liebe lächelnd, ob sich die Energie des Organs gut anfühlt. Lächeln Sie es an, und schicken Sie viel Liebe in Form von weißem, göttlichem, heilendem Licht hinein, und beobachten Sie, wie dieses Bild sich verändert, indem es noch lichtvoller wird und sich noch besser anfühlt.

Atmen Sie tief durch, und nehmen Sie wahr, welche energetische Farbintensität das Organ hat. Es kann sich hell, farbenfroh oder auch dunkel zeigen bzw. anfühlen.

Fühlen Sie tief atmend und in Liebe lächelnd, wie sich die Energie des Organs nun anfühlt. Lächeln Sie es wieder an, und schicken Sie viel Liebe in Form von hellem, warmem, göttlichem Licht hinein, und schicken Sie das Heilsymbol einer Lemniskate hinein. Lassen Sie die Lemniskate wirken, und sprechen Sie innerlich:

»Ich bin vollkommen gesund. Das Göttliche Licht umhüllt und erfüllt mich. Ich danke Gott für meine vollkommene Gesundheit. Amen.«

Erkennen Sie sich immer vollkommen gesund, und erwarten Sie ausnahmslos wundersame Heilung im Licht.

Nehmen Sie wahr, wie das göttliche Licht seine Heilarbeit vollzieht. Dabei können angestaute Gefühle oder Erinnerungen, die das Organ blockiert haben, hochkommen.

Atmen Sie diese einfach aus, verfolgen Sie sie nicht, lassen Sie sie ziehen, und lassen Sie sich noch intensiver auf den göttlichen Zustand der Liebe ein. Lassen Sie Heilung geschehen und Frieden sich in Ihnen ausbreiten.

Genießen Sie die heilende Behandlung, so lange Sie möchten. Und wenn Sie so weit sind, dann verbeugen Sie sich innerlich voller Dankbarkeit vor dem Leben, und bedanken Sie sich für das göttliche heilende Licht.

Schöpfen Sie ganz viel Kraft aus diesem harmonischen Zustand. Atmen Sie mehrmals tief durch, und spüren Sie Wärme und Liebe in Ihrer Brust. Schenken Sie sich ein Lächeln, und sprechen Sie dreimal innerlich zu sich selbst: »Ich bin vollkommene Gesundheit.«

Kommen Sie in diesem Gefühl langsam zu sich, und strecken Sie sich.

Sie können diese Selbstbehandlung zweimal täglich praktizieren und beobachten, wie sich der energetische Zustand in Ihrem Körper von Mal zu Mal verbessert.

Wirkung und Umgang mit Heilsymbolen

Jedes Symbol trägt eine besondere Kraft in sich. Dies ist seit altersher bekannt. Es gibt kaum eine Religion ohne machtvolle Symbole, z. B. der Davidstern im Judentum, das Kreuz im Christentum, der Halbmond im Islam. Wie wir seit dem Wirken des Psychoanalytikers Carl Gustav Jung wissen, spielen Symbole für das Unterbewusstsein eine wichtige Rolle. Symbole geben deutliche Signale, sie können auch besondere Heilkräfte anstoßen, verstärken und die Wirkung verlängern.

Um die Wirkung einer energetischen Behandlung zu verstärken, vor allem sie nach Abschluss der Behandlung noch weiter wirken zu lassen, kann es z. B. sinnvoll sein, eine Energiekugel zwischen den Händen entstehen zu lassen und darin ein Heilsymbol zu visualisieren. Dieses Symbol setzt man dann dem Heilkraftempfänger an eine Stelle in der Aura und lässt es von dort aus im Körper wirken. Bei Schmerzen in der Schulter z.B. würde ich die Energiekugel, in diesem Fall mit einer Lemniskate, auf die Schulter setzen und dem behandelten Menschen erklären, dass sie nun so lange bei ihm bleibt und in ihm heilsam wirkt, wie ihre Kraft benötigt wird. Er selbst soll sich in Liebe und in Dankbarkeit nur in vollkommener Gesundheit sehen und nicht in Resonanz gehen mit Krankheit und Schmerz. Das Energiesymbol wird umso intensiver wirken, je intensiver der Heiler seine Kraft hineingibt und je intensiver er in seiner Vorstellung die Energiekugel und das Symbol entstehen lässt, und es kommt ebenso darauf an, inwieweit der Empfangende sich darauf einlassen kann.

Die wichtigsten Symbole

Ich stelle hier nur die Wirkung von drei Symbolen vor, da Symbole, anders als in meiner Heimat, in unserer Kultur wenig im Bewusstsein sind und diese drei die lichtvollste Kraft entfalten: das Kreuz, die Lemniskate (eine liegende Acht) und der Kreis. Alle drei gehören zu den ältesten nachgewiesenen Symbolen der Menschheitsgeschichte.

Selbstverständlich kann man in reiner Liebe auch andere Symbole nutzen. So kann man für einen Menschen, der sich in einer schwachen Position fühlt und an seiner eigenen Qualität zweifelt, z.B. gegenüber einem Vorgesetzten, oder bei einem Sportler, der mentalen Aufbau benötigt, auch ein anderes Symbol entstehen lassen, das ihm helfen kann, wieder zu erstarken. Ich denke in einem solchen Fall an einen Lorbeerkranz, den man energetisch entstehen lässt und ihm aufs Haupt setzt. In einem solchen Fall, wo keine Krankheit vorhanden ist, sollte der Mensch jeden Morgen diesen Lorbeerkranz aktivieren, indem er ihn auf seinem Kopf voller Stolz fühlt und »poliert«. Ich habe auf diese Art schon manchen Menschen seine Ängste überwinden und über sich hinauswachsen sehen.

Nun zu den nach meiner Meinung wichtigsten Symbolen.

Das Kreuz. Es bedeutet die Verbindung von Himmel und Erde, die Begegnung von Geist und Stofflichkeit, das Hinausreichen über den eigenen Horizont. Es besteht ein großer Unterschied zwischen einem gleichschenkligen Kreuz, also einem Kreuz mit gleich langen Balken, und einem Kreuz, bei dem der senkrechte Balken deutlich länger als der waagerechte ist. Ein solches Kreuz, auch als Christuskreuz bekannt, bedeutet, dass durch unser Körperleben hier auf der Erde sich Geist durch Materie ausdrückt und dabei von Gott beseelt wird. Ein gleichschenkliges Kreuz bedeutet dagegen, dass sich alte und auch karmische Hintergründe lösen.

Zur Auflösung von Blockaden und Ängsten empfehle ich, ein lichtvolles Christuskreuz in die innere Vorstellung, die Sie ängstigt, hineinzuvisualisieren. Zur Stabilisierung der Gesundheit empfehle ich, ein gleichschenkliges Kreuz am Ort der Krankheit zu visualisieren.

Die Lemniskate. Dieses ist das Zeichen einer liegenden Acht, die in der Mathematik das Zeichen für die Unendlichkeit darstellt. Wir nutzen sie in der Heilarbeit als Schwingung, Ausgleich und für heilsamen Energiefluss. Bei Schmerz und Krankheit stellen wir uns eine lichtvolle Lemniskate an bzw. in der betroffenen Körperstelle vor.

Der Kreis. Der Kreis bedeutet Ganzheit, Fülle und Endlosigkeit. Wir können das Kreissymbol bei der Heilarbeit als einen Lichtkreis des himmlischen Segens verwenden. Wir können den Lichtkreis für Schutz und Segnung nutzen, indem wir ihn mental um uns herum legen, oder ein Thema, eine Situation, Gegenstände oder Menschen damit einhüllen. So können wir unsere Mitmenschen, unsere Familie und unsere Kinder mit einer Geste umhüllen, sie segnen und um Schutz bitten.

Übung mit der Lichtkugel

Lassen Sie mit Liebe eine Lichtkugel zwischen Ihren Händen entstehen, und visualisieren Sie Ihr Heilsymbol hinein. Sie können diese Übungen auch nach Ihren eigenen Vorstellungen ausgestalten. Sie können die Lichtkugel mit dem Symbol für sich selbst nutzen, ebenso auch in Räumen wirken lassen. Sie können das Symbol auch über die Entfernung zu Menschen schicken, um diese damit zu segnen und zu schützen.

Meditation mit dem Lichtkreuz für die Lösung von Konflikten

Setzen Sie sich bequem hin, und bitten Sie Ihren Schutzengel um Mithilfe.

Bringen Sie Ihren Körper zur Entspannung. Entspannen Sie die Füße, die Beine, das Becken, die Hände, die Arme, die Schultern, den Rücken, die Ober- und Unterkiefermuskulatur, und empfinden Sie Kühle auf der Stirn. So hat der Kopf die Möglichkeit, frei zu werden.

Beobachten Sie den Atem. Dieser wird immer tiefer, langsamer und stabiler. Unterstützen Sie jeden Atemzug mit einem Herzenslächeln, sodass Sie Wärme und Liebe in der Brust spüren.

Atmen Sie ein, und atmen Sie aus, alles andere wird unwichtig. Spüren Sie in Ihrem Herzen den Satz: »Ich verbinde mich mit der lichtvollen geistigen Welt.«

Werden Sie zu einer wunderbaren Lichtsäule.

Spüren Sie Ihr Lächeln in Ihrer Brust, und fühlen Sie die Frage: »Welcher Konflikt beschäftigt mein Inneres?«

Vielleicht erscheint in Ihnen das Bild eines Menschen oder etwas aus dem beruflichen Alltag oder eine Krankheit. Vielleicht auch ein für Sie überraschendes Thema.

Seien Sie bei diesem Vorgehen möglichst emotionslos und neutral. Seien Sie einfach nur Beobachter.

Atmen und lächeln Sie. Werden Sie sich bewusst, welchen Konflikt das innere Bild Ihnen aufzeigt. Vielleicht das Thema Vergebung, das Thema Loslassen oder auch etwas anderes. Es hat auf jeden Fall immer mit dem Thema Liebe zu tun.

Nun visualisieren Sie zwischen Ihnen und dem vorhandenen Thema in Liebe ein Lichtkreuz. Es möge wie die Sonne heilsam auf Sie beide scheinen, eine lichtvolle Wand der Vergebung zwischen Ihnen entwickeln, sodass in Ihnen immer mehr Frieden und Sicherheit geboren wird, mit dem Gefühl: »Alles wird gut. Alles wird sich klären und lösen.«

Spüren Sie immer mehr diese heilende Liebe in Ihnen, die den Konflikt immer mehr abschwächt und ihn schließlich löst.

Dieses Lichtkreuz durchleuchtet und erfüllt licht- und liebevoll Ihr Thema.

Mit der Eigenschaft, die Ihrem Konflikt entspricht, z. B. Verständnis, Vergebung und Loslassen, umarmen Sie dieses Thema.

Wenn sich noch etwas in Ihnen wehrt, bleiben Sie im Atem, bitten Sie die Engel um Hilfe, und übergeben Sie ihnen das Thema.

Versuchen Sie nun erneut, dieses Thema in Liebe und mit innerer Stärke zu umarmen, bis Sie es schaffen.

Eventuell geschieht dies auch erst in einer späteren Meditation.

Es wird Ihnen immer mehr bewusst werden, welche Kraft zur Überwindung allen Schicksals Sie besitzen. Sie sind geborgen und werden von Gott geliebt.

Verbeugen Sie sich in tiefer Demut. Dies wirkt befreiend, heilend, und Sie können die Gegenwart Gottes und die Umarmung und Liebe Ihres Schutzengels spüren.

Alles ist in Ordnung, so, wie es ist. Entwickeln Sie Demut, d. h. die Erkenntnis, dass alles machbar ist, dass alles im Fluss ist und verbunden mit dem höheren Sinn. Mit Demut gewinnen Sie an Kraft, das Thema weiter zu lösen, oder Sie gelangen zur Erkenntnis, dass Sie Hilfe von außen unterstützend in Anspruch nehmen sollten.

Das Thema selbst wird immer unwichtiger. Wichtig ist vielmehr, dass Sie in Liebe sind und vollkommen im Licht stehen.

Ihr Lichtstrahl des Herzens fließt nach oben zum Himmel, fließt hinunter zur Erde, fließt nach links und nach rechts. Öffnen Sie sich immer mehr, und fühlen Sie sich mit allem verbunden.

Spüren Sie Ihre Stärke und Liebe. Sie wachsen und wachsen in Ihrem Inneren! Fühlen Sie sich im Licht eingehüllt mit dem Wissen, Sie können alles schaffen. Besinnen Sie sich noch stärker auf sich.

Sagen Sie sich innerlich »Ich liebe mich«, und fühlen Sie es in Ihrem Herzen.

Wenn Sie sich ganz sicher und gestärkt fühlen, wissen Sie, wie Sie jetzt mit diesem Thema umgehen können, täglich oder auch mehrmals am Tag und immer dann, wenn sich das Thema noch meldet.

In dieser Souveränität kommen Sie langsam zurück, strecken sich und freuen sich Ihres Lebens.

Sie können mit dieser Form der Meditation zu der Erkenntnis gelangen, dass Feindschaften, Aggression und Nachtragendsein niemals eine Lösung sind. Jeder sollte sich bei der Suche nach einer Problemlösung auf seine Mitte, auf seine geistige Anbindung und auf sein liebevolles Herz besinnen. Aus diesem Zustand heraus werden die Lösungen erkennbar. Zugrunde liegende Ängste und gewohnte Verhaltens- und Denkmuster können sich bewusst und in Weisheit lösen. Auch festsitzende Muster lassen sich aufbrechen, wenn im Inneren kein Konflikt mehr wütet, sondern Liebe und Demut Oberhand gewinnen. Folgen Sie immer Ihrem liebevollen Herzen, denn es kennt die Wahrheit.

Meditation mit der Lemniskate zur Aktivierung der Selbstheilungskräfte

Setzen Sie sich bequem hin, atmen Sie mehrmals in den Bauch tief ein und aus. Nehmen Sie sich liebevoll wahr, und empfinden Sie Wärme und Entspannung in den Füßen, Waden, Beinen, im Gesäß, in den Händen, Armen, Schultern, im Rücken und Bauch, und achten Sie auf Entspannung der Kiefermuskulatur und Frische im Gesicht. Sagen Sie innerlich: »Liebe lichtvolle geistige Welt, ich bitte um Hilfe und Segen und Heilkraft der Lemniskate für mich. Amen.«

Lassen Sie in den Händen eine Lichtkugel entstehen, und visualisieren Sie eine lichtvolle Lemniskate in die entstandene Energie.

Lassen Sie dann voller Liebe die Lichtkugel in sich hineinfließen, und dirigieren Sie sie an den Ort, wo Ihre Energie gebraucht wird. Bleiben Sie in ruhigem, liebevollem Atem, spüren Sie Liebe zu sich selbst, und fühlen Sie sich mit Gott und seiner heilenden Liebe verbunden.

Lassen Sie Liebe und Segen der geistigen Welt und die lichtvolle Behandlung der heilenden Lemniskate ca. zehn Minuten oder auch länger wirken, und folgen Sie dabei Ihrem harmonischen tiefen Atem.

Sagen Sie drei Mal liebevoll und erfüllt: »Ich liebe mich.«

Kommen Sie wieder zurück, und bewahren Sie sich weiterhin Ihre Liebe, dann kann die lichtvolle Energie durch Unterstützung der Lemniskate weiterhin ihre heilsame Wirkung vollbringen.

Sie können diese Meditation täglich praktizieren und so erneut Ihre Selbstheilungskräfte aktivieren. Sie können auf dieselbe Weise einem Menschen auch über die Entfernung eine heilsame Lemniskate schicken und damit Segen und Heilkraft vermitteln.

Meditation mit dem Lichtkreis für Segen und Schutz

Setzen Sie sich bequem hin, atmen Sie mehrmals in den Bauch tief ein und aus. Nehmen Sie sich liebevoll wahr, und empfinden Sie Wärme und Entspannung in den Füßen, Waden, Beinen, im Gesäß, in den Händen, Armen, Schultern, im Rücken und Bauch, und achten Sie auf Entspannung der Kiefermuskulatur und Frische im Gesicht. Sagen Sie innerlich: »Liebe lichtvolle geistige Welt, ich bitte um himmlischen Segen und Schutz für mich. Amen.«

Lassen Sie in den Händen eine Lichtkugel entstehen, und visualisieren Sie, wie die entstandene Energie sich immer mehr ausdehnt, größer und leuchtender wird.

Lassen Sie dann voller Liebe die Lichtkugel über Ihr Herz in sich hineinfließen und um sich herum einen einhüllenden Lichtkreis entstehen. Fühlen Sie sich nun vom göttlichen Licht von allen Seiten lichtvoll und liebevoll umhüllt.

Bleiben Sie im ruhigen liebevollen Atem, und spüren Sie innige Liebe und Geborgenheit in sich. Fühlen Sie sich mit Gott und seinem Segen verbunden.

Genießen Sie das Wirken und den Segen innerhalb des Lichtkreises, so lange Sie möchten, und folgen Sie dabei immer Ihrem harmonischen tiefen Atem.

Wenn Sie bereit sind, so kommen Sie wieder zurück, und halten Sie Ihre göttliche Verbindung in Ihrem liebevollen Herzen. So wird der Segen Sie auch weiterhin begleiten.

Sie können, wenn Sie möchten, diese Meditation täglich praktizieren und so Urvertrauen und himmlische Verbundenheit bewusst erleben.

Das energetische Handauflegen

Energetisches Handauflegen ist eine geistige Heilarbeit. Sie beruht auf der geistigen Anbindung mit Gott und dem Strömen von Heilenergien durch die Körperzellen und die Energiebahnen des Körpers. Die Einladung der Engel und die Bitte zur Mithilfe durch ein Gebet verstärken die Heilkraft. Durch energetische Arbeit über die Hände bewirkt man die Durchlichtung des Körpers, die Beruhigung des Geistes und die Stärkung der heilenden Liebe der Seele und fördert somit den Heilungsprozess auf allen Ebenen.

Sie können das Handauflegen nicht nur bei anderen, sondern auch bei sich selbst an körperlich erreichbaren Stellen anwenden.

Wenn Sie für einen anderen Menschen das Handauflegen praktizieren, sollten Sie fest und sicher auf dem Boden stehen, tief atmen, sich auf Gottes Heilkraft und das kosmische Licht einstimmen, nach der Behandlung die Hände unter fließendes Wasser halten, wenn ein zusätzliches Bedürfnis nach Reinigung besteht, stellt man sich unter eine Dusche. Wenn diese momentan nicht zur Verfügung steht, kann man sich auch für ein bis drei Minuten eine violette Lichtdusche vorstellen, die einen von oben durchdringt und reinigt.

Bitte beachten Sie: Wir können zu viel von unserer eigenen Energie abgeben, wenn wir innerlich nicht ausgeglichen sind, wenn wir Mitleid empfinden, wenn wir ein Helfersyndrom haben, wenn wir Angst haben, wenn wir zu wenig achtsam uns selbst gegenüber sind, wenn wir unser Ego mit einfließen lassen und somit die göttliche Anbindung vernachlässigen.

Eine energetische Behandlung darf niemals während einer eigenen Schwächung oder Krankheit durchgeführt werden. Sie sollte immer den Heiler ebenfalls mit Energie erfüllen.

Energetisches Handauflegen: Vorderseite des Körpers

Der Heilkraftempfangende sollte möglichst entspannt auf dem Rücken liegen und seine Arme seitlich auflegen. Am besten sollte er die Augen schließen, während der Behandlung in den Bauch atmen und sich wohl-, liebe- und lichtvoll fühlen. Der Energiegeber sollte bequem und mit festem Stand mit der Erde verwurzelt und mit Gott verbunden sein und auch tief in seinen Bauch atmen.

Es kommt hier in erster Linie auf die geistig-seelische Haltung an. Die Reihenfolge und die Art des Handauflegens können Sie individuell gestalten. Ich empfehle das Vorgehen nach folgendem Schema, das ich auch in meinen Lehrgängen zeige.

1. Zunächst streichen Sie die Aura des Empfangenden von Kopf bis zu den Füßen langsam dreimal aus; lassen Sie dabei durch den Körper Liebe und Licht fließen. Sprechen Sie dann gemeinsam ein Gebet. Sprechen Sie das Gebet laut vor, und lassen Sie den Empfänger mitsprechen:

»Ich glaube an die Liebe, ich glaube an das Licht, Gottes Kraft erfüllt mich. Ich bedanke mich für vollkommene Gesundheit. Amen.«

Nach jedem Behandlungsschritt sollten Sie Ihre Hände ausstreichen, um bei sich zu bleiben und damit die Energie nicht unkontrolliert weiterfließt.

2. Legen Sie bei Beginn der Behandlung die rechte Hand auf den Bauchbereich des Empfangenden. Die andere Hand wirkt ganz automatisch in der Aura, in dem sie sich über dem Körper befindet. Man kann ebenso auch beide Hände auflegen. Dies wird aber oft vom Empfangenden als zu schwere Last empfunden. Nun lassen Sie Energie fließen.

3. Legen Sie Ihre Hand auf die Herzgegend des Empfangenden. Dies stellt eine lichtvolle Verbindung von Ihrer Seele zu der des Empfängers dar. Die andere Hand wird am besten wieder erhöht in der Aura gehalten. Sprechen Sie dabei innerlich voller Liebe und Mitgefühl:

»Die Gotteskraft in mir verbindet sich mit der Gotteskraft in dir und heilt dich. Meine Liebe begleitet dich. Amen.«

4. Nun legen Sie beide Hände auf den Unterbauchbereich und lassen dort die Energie fließen.

5. Legen Sie die Hände auf die Knie des Empfängers, und lassen Sie die Heilenergie von dort in den gesamten Körper fließen. Damit nehmen Sie positiven Einfluss auf die Ängste des anderen.

6. Nun legen Sie die Hände auf beide Fußsohlen und lassen den Energiefluss bis zum Kopf arbeiten.

7. Ergänzen Sie dann da, wo noch Heilenergie benötigt wird, wo die Hände noch aufgelegt werden wollen. Fahren Sie entsprechend mit der Behandlung fort.

8. Als Abschluss und energetischen Ausgleich legen Sie eine Hand auf den Unterbauch und die andere auf die Mitte der Brust des Empfangenden und lassen Energie fließen. Dadurch entsteht im Menschen eine Lichtsäule.

Um abzuschließen, streichen Sie die Aura dreimal, wie zu Beginn der Behandlung, von Kopf bis Fuß aus.

Wenn noch Bedarf besteht oder falls Rückenbeschwerden vorhanden sind, fahren Sie mit der Behandlung auf der Rückenseite fort.

Energetisches Handauflegen: Rückseite des Körpers

Der Heilkraftempfangende legt sich auf den Bauch.

1. Zunächst streichen Sie wieder die Aura von Kopf bis Fuß dreimal aus.

2. Zu Beginn sorgen Sie für eine gute Durchwärmung und Durchblutung des Rückens. Dazu stellen Sie Ihre Hände aufrecht und parallel, mit den Handkanten nach unten, auf dem Rücken auf und fahren mit schnellen, gegenläufigen Bewegungen den Rücken mehrmals auf und ab.

3. Nun legen Sie eine Hand flach in den Nackenbereich und die andere auf die Lendenwirbelsäule und lassen die Energie fließen.

4. Legen Sie beidseitig der Wirbelsäule Ihre Hände auf und gehen Sie von oben, Stück für Stück, den Rücken hinunter bis zum Gesäß.

5. Die rechte Hand liegt auf der Wirbelsäule, die Finger zeigen in Richtung des Kopfes, und der Mittelfinger liegt in der Mitte auf den Dornfortsätzen. Gehen Sie nun mit sanftem Druck von der Halswirbelsäule bis zur Lendenwirbelsäule den Rücken nach unten. Dabei liegt der sanfte »Hauptdruck« auf Zeige- und Ringfinger, während Sie über die Finger die Wirbelsäule Wirbel für Wirbel energetisieren.

6. Legen Sie die Hände in der Nierengegend auf.

7. Nun legen Sie beide Hände auf jenen Stellen auf, wo die Blockade oder der Schmerz sitzt oder wo Sie das Gefühl haben, dass noch Energie benötigt wird.

8. Zum Abschluss der Behandlung legen Sie, wie bei Schritt 3 beschrieben, eine Hand auf den Nacken, die andere auf die Lebendewirbelsäule. Die Finger zeigen nach oben, und die Energie fließt durch die Wirbelsäule. Lassen Sie eine Lichtsäule entstehen.

9. Streichen Sie nun die Aura des Empfangenden von oben nach unten dreimal aus.

10. Hüllen Sie nun den Empfangenden von unten nach oben über seine Aura in Licht ein (den Kopf oben energetisch nicht verschließen), und übergeben Sie ihn lichtvoll der Energie des Himmels.

11. Nehmen Sie sich zurück, atmen Sie tief durch, und bedanken Sie sich innerlich beim Empfangenden und beim Himmel.

Lassen Sie nun fließendes Wasser über Ihre Hände laufen, während der Empfänger nachruhen darf.

Hinweise für die Anwendung des energetischen Handauflegens

Sie sollten auf Regelmäßigkeit achten, die Anzahl und Häufigkeit der Behandlungen richtet sich nach der Situation. Es kann von zweimal wöchentlich bis mehrmals täglich variieren. Bei akuten Fällen oder auch bei einer Sterbebegleitung ist öfteres Handauflegen sinnvoll.

Die Dauer des Handauflegens sollte ungefähr eine halbe Stunde betragen. Es kann auch bis zu maximal einer Stunde ausgedehnt werden. Eine Nachruhezeit von ca. zehn Minuten ist sinnvoll.

Energetische Behandlungen sollte man am besten tagsüber durchführen, da die energetische Kraft dann am vollständigsten ist.

Auch beim energetischen Heilen kann es, wie bei anderen natürlichen Heilmethoden, zu einer Erstverschlimmerung kommen. Das bedeutet, dass sich Symptome vorübergehend verstärken können. Wenn es im Anfangsstadium der Behandlung zu einer solchen Erscheinung kommt, dann ist das nach meiner Erfahrung positiv zu werten, da der einsetzende Energiefluss auf der körperlichen Ebene auf Heilung drängt oder sich auf der psychischen Ebene eine Blockade löst. Wenn die Symptome der Erstverschlimmerung danach nicht zurückgehen, ist dies meist ein Zeichen dafür, dass die eigene Angst, die oftmals dahintersteckt, nicht losgelassen wird.

Innere Haltung beim Handauflegen. Wichtig ist, dass Sie in das Handauflegen keine eigenen inneren Absichten mit hineinnehmen, z.B. sollten Sie nicht denken, wie wirkmächtig Sie sind. Ich empfehle, sich auf die heilende Kraft Gottes einzustimmen und, wenn man bei anderen Hände auflegt, den Satz »Möge deine Liebe und die Liebe Gottes dich heilen, meine Liebe begleitet dich« am Anfang des Handauflegens innerlich zu sprechen. Bitten Sie die Engel aus der lichtvollen geistigen Welt um Kraft und Hilfe.

Sehen Sie sich selbst als Mittler zwischen Gott, der Hilfe der Engel und dem zu behandelnden Menschen. Begegnen Sie dem Menschen voller Zuneigung und Liebe, in der geistigen Vorstellung, dass Sie die kosmische Heilkraft für ihn in sich bündeln und gezielt an ihn weiterleiten. Möge Ihr Wirken ihm und Ihnen selbst zum Segen gereichen. Der Empfangende sollte sich ganz in Liebe und Vertrauen auf den Prozess einlassen, sich Gott und seiner Liebe öffnen und sich voller innerer Dankbarkeit ganz gesund sehen. Auf gar keinen Fall soll er sich auf die Krankheit konzentrieren. Indem er sich lichtvoll, hingebungsvoll und in Dankbarkeit wahrnimmt, kann das heilende Licht die Blockaden überwinden und jeden Bereich des Körpers erreichen.

Für den Heilkraftgebenden kann es durchaus sinnvoll sein, und dies ist von der geistigen Welt erlaubt, wenn er sich unterstützend und mit reinem Herzen schamanistischer Methoden bedient. So kann man sich z.B. bei der Behandlung von Gallensteinen vorstellen, dass sie während der Behandlung zerbröseln, oder bei Blockaden oder Verhärtungen diese durch die

Vorstellung eines Flusses oder eines Wasserfalls lichtvoll durchdrungen bzw. weggespült werden.

Wichtig sind aber stets die eigene Liebe, Hingabe und geistige Anbindung zu Gott.

Mögliche Reaktionen nach dem Handauflegen. Ich beobachte häufig, dass Menschen nach einigen Sitzungen mit heilsamem Handauflegen stärker auf die Medikamente reagieren, die sie einnehmen. Es empfiehlt sich dann in Absprache mit dem Arzt oder Heilpraktiker, die Dosis neu festlegen zu lassen. Oftmals reicht dann eine geringere Dosis aus.

Wenn ein tätiger Heiler feststellt, dass ein Klient nach einigen Sitzungen des Handauflegens eine starke persönliche Zuneigung oder eine Abneigung entwickelt, dann ist das ein Anzeichen dafür, dass dieser Mensch keinen entscheidenden Schritt in die Eigenverantwortung tun möchte, er hält sich stattdessen lieber am Heiler fest – positiv oder negativ. Ich rate in einem solchen Fall, ihn darauf aufmerksam zu machen und sich als Behandler zurückzuziehen.

Einschlafen des Klienten. Wenn ein Heilkraftempfänger während einer energetischen Behandlung einschläft, so kann das bedeuten, dass er genügend Energie bekommen hat. Wenn der Empfangende aber bei mehreren Behandlungen immer wieder einschläft, so kann es sein, dass er mental und körperlich extrem erschöpft ist und sich über seine Kräfte hinaus verausgabt; es ist dies oft auch ein Zeichen dafür, dass sein Unterbewusstsein ihn ausschaltet, damit er ein Thema nicht lösen muss, kann oder will. Dann führen Sie beim nächsten Mal vor der energetischen Behandlung z. B. die »Innere-Kind-Übung« durch mit der Frage: »Was belastet mich?«

Innere-Kind-Übung. Die Übung mit dem inneren Kind hilft uns, tief in uns hineinzublicken, über das hinaus, was und wie wir jetzt leben. Dieser tiefe Einblick hilft uns, zu erkennen, was wir eigentlich wirklich leben möchten. Wir bekommen mit dieser Übung ein Werkzeug, um ein ungutes altes Muster zu mildern, schwächer werden zu lassen und schließlich sogar aufzulösen.

Die Übung ist zwar einfach und auch harmlos. Doch ist es gut, sie beim ersten Mal im Beisein eines lieben anderen Menschen durchzuführen, damit jemand da ist, der einen auffängt, wenn wir das brauchen, wenn eine Emotion aufbricht.

Innere-Kind-Übung

Setzen Sie sich bequem hin, und atmen Sie tief und ruhig über den Bauch ein und aus. Atmen Sie immer tiefer, und halten Sie nach dem Einatmen und dem Ausatmen jeweils für einige Sekunden den Atem an. Kommen Sie immer tiefer in sich an.

Entspannen Sie Ihren Körper, von unten nach oben. Spüren Sie dabei angenehm und warm Ihre Füße, dann die Beine, das Becken, die Hände und Arme, den Rücken, den Bauch, die Schultern und den Kopf. Da, wo Sie Anspannung spüren, können Sie diese durch bewusstes Ausatmen loslassen.

Richten Sie Ihre ganze Aufmerksamkeit auf Ihren Atem, Gedanken sind unwichtig.

Spüren Sie die Liebe in Ihrem Herzen, und denken Sie dabei an Ihren lichtvollen Schutzengel. Sprechen Sie ihn mit folgendem Gebet an:

»Mein lieber Schutzengel,
du bist in meinem Leben willkommen.

Sei bei mir, und leite mich durch meine Meditation, so, wie es sinn- und lichtvoll für meine Entwicklung ist.

Ich bitte um himmlischen Schutz und die Erkenntnis der Liebe. Amen.«

Spüren Sie die Wärme und die Lichtpräsenz Ihres Schutzengels in Ihrer Nähe.

Spüren Sie in Ihr Herzchakra hinein. Nehmen Sie die Wärme und Liebe in Ihrem Herzen wahr.

Fragen Sie sich: »Welche Qualität möchte ich in mir entwickeln, damit ich meine Individualität deutlicher spüre und mehr verwirkliche?«

Erspüren Sie die liebevolle Eigenschaft Ihrer Persönlichkeit in Ihrem Herzen, die sich noch mehr zeigen und erstrahlen will. Atmen Sie weiter ruhig und tief in den Unterbauch hinein. Seien Sie sich dieser lichtvollen Tugend bewusst, und nennen Sie sie beim Namen.

Fragen Sie sich: »Was hindert mich daran, diese Eigenschaft zu leben?«, und atmen Sie bitte auch weiterhin ruhig und tief ein und aus.

Lassen Sie die Erinnerung Ihres Unterbewusstseins in Form eines Bildes in Ihnen hochkommen. Es kann eine beklemmende Erinnerung aus der Vergangenheit sein oder auch »nur« ein Gefühl, ein Gedanke, ein Symbol oder eine Farbe.

Bitte bedenken Sie, was auch immer auftauchen mag, alles ist längst vorbei. Also seien Sie einfach ein reiner Beobachter, ohne die Bilder zu bewerten oder sich gar in die alten Emotionen fallenzulassen.

Es ist völlig natürlich, dass als Reaktion auf die Frage an das Unterbewusstsein eher belastende Eindrücke auftauchen. Häufig werden Sie Bilder erleben, in denen Sie als kleines Kind irgendwelche Erfahrung hatten, die Sie traurig machten oder blockierten.

Nun geht es darum, das vorhandene Bild oder die Farbe liebevoll und positiv zu verändern. Nutzen Sie Ihre große Kreativität, und gestalten Sie Ihre Erinnerung nun mit viel Kitsch positiv und farbenfroh. Verändern Sie das Bild, so, wie es Ihnen gefällt, bis Sie darüber lachen können!

Wählen Sie z. B. für den Boden, die Wände und die Decke in Ihrem Bild die fröhlichsten Farben und Motive aus! Verändern Sie die Menschen in Ihrem Bild in die lustigsten Gestalten oder auch Bäume. Benutzen Sie stets die Symbole und Farben, die Ihnen Sicherheit und Freude vermitteln, so fühlt sich auch Ihr »inneres Kind« nach und nach sicherer.

Beispiel: Nehmen wir an, Sie sehen sich als Kind in der Küche, in der die Eltern streiten. Darüber sind Sie traurig. Diese frühe »Grundstimmung« von Trauer hindert Sie heute daran, echte Lebensfreude zu genießen. Nun nehmen Sie einen Pinsel, malen Sie eine Wand sonnengelb an, malen Sie Blumen an die Wände, setzen Sie Ihrer Mutter in diesem Bild einen lustigen Hut auf und Ihrem Vater eine rote Clownnase.

Oder Sie sehen gar kein Bild, sondern »nur« eine dunkle Farbe. Dann arbeiten Sie damit. Sie verändern nun diese Farbe zu einer hellen, strahlenden Lieblingsfarbe mit vielen Verzierungen usw.

Machen Sie mit allem das, was Sie zum Schmunzeln oder gar zum Lachen bringt! Denn Ihr »inneres Kind« will Freude empfinden, um loszulassen. Dadurch öffnet sich Ihr Herz, und Sie empfinden immer mehr Lebensfreude und innere Sicherheit.

Leben Sie jetzt die Gefühle aus, die Sie so gern erfahren möchten. Nach dem Motto: »Es ist nie zu spät, eine glückliche Kindheit zu haben.«

Dies ist eine einfache Methode, alte, belastende Prägungen aus der Kindheit abzuschwächen bzw. aufzulösen und neue, positive zu bilden.

Bitte denken Sie daran, die ganze Zeit über weiter tief und ruhig in den Unterbauch hineinzuatmen und sich gut zu fühlen.

Spüren Sie nun diese neue positive Eigenschaft in Ihnen, und erfreuen Sie sich daran. Nehmen Sie sich in einem entspannten und glücklichen Zustand wahr, und wenn Sie dazu bereit sind, dann kommen Sie wieder in das reale Leben zurück.

Achten Sie auf einen ruhigen und tiefen Atem, genießen Sie den Moment, und bedanken Sie sich bei Ihrem Schutzengel und der lichtvollen geistigen Welt.

Lächeln Sie sich selbst zu, und empfinden Sie tiefe Liebe zu sich selbst. Spüren Sie, wie sich Ihr Gesicht mit Ihrem Lächeln noch mehr aufhellt und wie Sie von innen heraus strahlen, und genießen Sie Ihr Leben.

Einnicken des Heilers. Wenn der Heiler während einer energetischen Behandlung schwach wird oder wegsackt, so ist eine Pause angesagt. Es kann daran liegen, dass er sich in Gedanken oder im Mitleid verloren hat, und dadurch hat er seine Erdung verloren, und sein Licht- und Energiekanal hat sich abgeschwächt oder verschlossen.

Es besteht auch die Möglichkeit, dass der Heilkraftempfangende viele Belastungen mitgebracht hat und der Heiler nicht stark genug mit der Erde und im Licht verankert war, um selbst ohne Resonanz darauf zu sein und den eigenen Schutz aufrechtzuhalten.

Eine weitere Möglichkeit ist, dass die eigene Gesundheit des Heilers derzeit geschwächt ist. Er sollte dann in einem solchen Zustand besser nicht für andere arbeiten.

In jeder dieser Situationen gibt der Heiler seine eigene Energie ab, und dies sollte vermieden werden. Er sollte eine Pause einlegen, ein passendes Schutzgebet sprechen, sich ins Licht stellen und auf seine Erdung und göttliche Verbundenheit achten. Sollte der Heiler sich dann weiterhin erschöpft fühlen, muss er auf sich selbst achten und die Behandlung des anderen baldmöglichst zu Ende bringen.

Der Heiler hat bei der energetischen Arbeit normalerweise keine eigenen körperlichen und mentalen Rektionen zu erwarten, wenn er mit gesammeltem Geist und innerem Frieden nur auf die Kraft und Liebe Gottes eingestellt ist und nur damit in Resonanz geht. So lässt er nur reine Heilkraft durch sich fließen. Diese Motivation und Reinheit ist sein umfassender Schutz. Der Heiler sollte stets innerlich den Satz fühlen: »Ich bin in Liebe, bewahre mir die Haltung des inneren Friedens und gesammelten Geistes.«

Hilfe bei eventuell auftretenden Reaktionen. Ich habe es niemals erlebt, dass bei energetischen Heilbehandlungen Zwischenfälle auftreten, außer dass es zum Weinen des Empfängers kommt. Sollte es aber doch einmal geschehen, dass ein Mensch während oder nach der energetischen Behandlung die Erdung verliert, sollte er mit Angst oder Panik reagieren, weil sich Blockaden gelöst haben, so helfen ruhiges Zureden und ein einmaliger Druck auf bestimmte Punkte auf der Nase: Wir setzen hierzu den Daumen auf der Nasenwurzel auf und drücken einmal kurz und relativ kräftig. Danach wiederholen wir das Gleiche auf der Nasenmitte und anschließend der Nasenspitze. Eventuelle Reaktionen können so abgeschwächt werden.

Energetische Behandlung von karmischen und frühgeburtlichen Belastungen

Wir alle haben Prägungen aus früheren Inkarnationen mitgebracht. Ebenso haben das Gedankengut und die Erlebnisse der Mutter während der Schwangerschaft einen prägenden Einfluss auf uns. Auch die Geburt selbst wird von vielen als Schock erlebt.

Manche vorgeburtlichen Prägungen führen zu Ängstlichkeit, Schlafstörungen, Bettnässen, Hyperaktivität und Depressionen. Eine wirksame Hilfe, um solche Prägungen zu heilen, ist die energetische Behandlung an den Innenseiten beider Füße. Das kann man an sich selbst und an anderen durchführen.

Im Bereich des großen Zehs geht es eher um die karmischen Belastungen, und auf der weiteren Strecke vom Großzehengrundgelenk bis zur Ferse finden wir in aufsteigender Reihenfolge die Schwangerschaftsmonate. Der Geburtspunkt liegt schließlich mittig auf der Ferse.

Zur Behandlung reiben wir unsere Hände aneinander, legen sie dann hintereinander, also vom Zeh bis zur Ferse reichend, auf, und geben Liebe und Heilkraft hinein. Die Behandlungsdauer beträgt je Fuß drei bis fünf Minuten.

Fernbehandlung

Um einem Menschen über die Entfernung Heilenergie zu senden, setzen Sie sich entspannt hin und bitten um Gottes Heilkraft. Seien Sie ganz in Liebe, und hüllen Sie den zu behandelnden Menschen damit ein. Achten Sie dabei auf Ihre Erdung und Abgrenzung. Reiben Sie Ihre Hände aneinander, und lassen Sie zwischen Ihren Händen einen »Energieball« entstehen.

In diesen Energieball können Sie nun ein Gebet für den zu Behandelnden sprechen. Wenn der Energieball mit all Ihren Vorstellungen und Wünschen für die Heilung gefüllt ist, so schicken Sie ihn zu dem Empfänger.

Halten Sie dabei die Hände in segnender Haltung, indem die Handflächen nach vorne, vom Körper weg zeigen, und lassen Sie die Heilenergie so lange fließen, wie Sie es für sinnvoll und nützlich halten.

Bedanken Sie sich dann beim Himmel und beim Empfänger.

Nehmen Sie sich danach zurück, und unterbrechen Sie den Energiefluss zwischen Ihnen und dem Empfänger.

Ich möchte zur Veranschaulichung von der Wirkung der

Fernheilung die wissenschaftlichen Untersuchungen des Kardiologen Randolph Byrd anführen, die Ervin László in seinem Buch »Cosmische Kreativität« beschreibt:

Randolph Byrd führte eine zehnmonatige Studie an Patienten durch, die während dieser Zeit wegen Herzerkrankungen im San Francisco General Hospital aufgenommen wurden. Byrd bildete eine Gruppe von Leuten, die nicht aus bekannten Heilern, sondern aus gewöhnlichen Menschen bestanden und deren einzige Besonderheit es war, dass sie in einer der umliegenden Kirchen regelmäßig beteten. Sie wurden damit betraur, für eine Gruppe von 192 Kranken regelmäßig Gebete zu sprechen. Weitere 210 Patienten bildeten die Kontrollgruppe, für die im Rahmen dieses Experiments niemand betete. Das Experiment fand unter strengen Kontrollbedingungen statt, die Patientenauswahl erfolgte nach dem Zufallsprinzip, der Versuch nach dem Doppelblind-Prinzip: Weder die Patienten noch Ärzte oder Schwestern wussten, welcher Patient zu welcher Gruppe gehörte. Die Betenden erhielten den Namen der Patienten sowie einige Informationen über die Art ihrer Herzerkrankung und wurden aufgefordert, jeden Tag für sie zu beten. Da jeder Betende für mehrere Patienten beten konnte, hatte jeder Patient im Schnitt fünf bis sieben Menschen, die für ihn Gebete sprachen.

Die Ergebnisse waren signifikant. Es zeigte sich, dass die Gruppe, für die gebetet wurde, gegenüber der Kontrollgruppe nur ein Fünftel der Antibiotika benötigte, dreimal seltener an Lungenödem erkrankte und in keinem einzigen Fall künstliche Beatmung erforderlich wurde. Es gab auch in der Gebetsgruppe weniger Todesfälle als in der Kontrollgruppe.

Die Entfernung zwischen den Betenden und den Patienten sowie die Art des Betens machten keinen Unterschied bei den Ergebnissen. Der entscheidende Faktor war konzentriertes und wiederholtes Beten.

Wie die fernöstliche Weisheit uns beim Heilwerden unterstützt

Bei meiner Arbeit nutze ich gern das jahrtausendealte fernöstliche Wissen. Hier möchte ich auf zwei Inhalte eingehen: die Funktionskreise und die Balance zwischen weiblichen und männlichen Kräften.

Funktionskreise

Durch Anpassung haben wir in unserer Gesellschaft verlernt, unsere Gefühle auszuleben. Wir müssen wieder lernen, unsere Gefühle bewusst wahrzunehmen, und auch versuchen, sie auszudrücken, indem wir uns mitteilen. Doch wenn wir unsere Emotionen, wie z. B. die Wut, über lange Zeit festhalten oder sie gar gegen uns selbst richten, weil wir als Kind unterdrückt wurden, dann kann dies einen negativen Einfluss auf unseren Körper ausüben. Die Wut gehört nach der traditionellen chinesischen Medizin zum Funktionskreis Leber/Galle. Wir kennen Aussprüche wie: »Dem ist eine Laus über die Leber gelaufen« oder »Mir läuft die Galle über«.

Ich möchte hier kurz auf die Funktionskreise eingehen, um die psychischen und körperlichen Zusammenhänge aus der chinesischen Lehre aufzuzeigen, da sie dem Erkennen von psychosomatischen Zusammenhängen dienlich sind.

Interessant zu erwähnen ist hierbei, dass ein Kind von der Geburt an in Drei-Jahres-Schritten sich verstärkt in einem dieser Funktionskreise befindet.

Funktionskreis Niere/Blase. In diesem Funktionskreis befindet sich ein Kind besonders intensiv ab seiner Geburt bis zum dritten Lebensjahr. Der Funktionskreis Niere/Blase gilt als Sitz der Lebensenergie. Hier dominiert die Ängstlichkeit. Das Kind versteckt sich hinter der Mutter. Das Kind braucht hier Schutz, um in Sicherheit die ersten Schritte ins Leben zu tun. Das spätere Bettnässen der Kinder hat fast immer mit Angst zu tun. Wir kennen Sprüche wie »Ich mache mir vor Angst in die Hose«, »Angst schlägt auf die Knochen«. Wenn das Kind in dieser Phase zu wenig Schutz und Sicherheit verspürt (oft ließ man Kinder in früheren Erziehungsmethoden nächtelang durchschreien, um sie anzupassen), so entsteht im späteren Leben meist ein übertriebenes Sicherheitsbedürfnis und ein Mangel an Vertrauen.

Organe: Nieren, Blase, Knochen, Skelett, Ohren
Mögliche Symptome: Müdigkeit, Erschöpfung, Antriebslosigkeit, Angst vor Herausforderungen, Probleme des Urogenitaltraktes, Nierensteine (materialisierte Angst), Kniebeschwerden bei Angst vor einem bevorstehenden Schritt. Wenn die Angst nicht mehr ertragen wird, kann es zu Aggression kommen.

Ängstlichkeit und psychische Überlastung schwächen diesen Funktionskreis; Ruhe, ausreichender Schlaf und Meditation stärken ihn.

Funktionskreis Leber/Galle. Im Alter von drei bis sechs Jahren dominiert dann der Funktionskreis Leber/Galle. Wir kennen die Ausdrücke »Dem ist eine Laus über die Leber gelaufen«, »Mir läuft die Galle über«. Dieser Funktionskreis ist der Sitz der Emotionen. Das psychische Korrelat ist die bereits erwähnte Wut. Das Kind befindet sich im Trotzalter. Es lernt in dieser Phase sein Durchsetzungsvermögen und seine Grenzen, die die Erwachsenen liebevoll und konsequent aufzeigen sollen. Wenn das Kind in dieser Phase zu massiv angepasst und unterdrückt wird, wird es seine Aggressionen nach innen, gegen sich selbst wenden. Meist bleiben diese Menschen im Leben niedergedrückt und »schlucken viel Unmut hinunter«, weil sie ihre Befindlichkeit nicht äußern können. Oft muss der Körper dies irgendwann austragen, und zwar durch Steinbildung in der Gallenblase oder durch eine Hüftgelenksarthrose, da die Hüfte auch zu diesem Funktionskreis gehört. Teilweise entwickeln solche Menschen auch ein cholerisches Temperament. Dadurch nehmen sie zwar selbst keinen gesundheitlichen Schaden, dafür aber Ihre Mitmenschen. Der Mensch lebt in Spannung.

Dieser Funktionskreis hat eine wichtige Funktion bei dem Stoffwechsel und der Verdauung sowie beim Aufbau und der Entgiftung des Körpers. Ein gut funktionierender Stoffwechsel ist die Grundlage für einen elastischen Körper.

Organe: Leber, Galle, Hüfte, Muskeln, Sehnen, Bänder, Augen
Mögliche Symptome: Cholerisches Temperament, ständiger Ärger, Menstruationsstörungen, Gallensteine, Hüftgelenksarthrose

Funktionskreis Lunge/Dickdarm. Im Alter von sechs bis neun Jahren dominiert der Funktionskreis Lunge/Dickdarm. Das psychische Korrelat ist die Melancholie. Das Kind ist in einem Zustand zwischen Liebesbedürftigkeit und Abnabelung. Es schwankt zwischen Unsicherheit und Einsatzbereitschaft. Das Kind benötigt bedingungslose Anerkennung.

Dieser Funktionskreis hat eine wichtige Funktion bei der Ausscheidung und dem Loslassen, der Abgrenzung, dem Kontakt und der Berührung.

Organe: Lunge, Dickdarm, Haut, Haare, Nase, Nebenhöhlen
Mögliche Symptome: Erkrankungen der Atemwege, chronische Sinusitis, Hauterkrankungen, mangelnde Inspiration, verbohrte Geisteshaltung.

Übermäßige Trauer, Sorgen und Resignation schwächen diesen Funktionskreis. Übermäßige Melancholie kann zu asthmatischen Anfällen führen.

Funktionskreis Magen/Milz/Pankreas. Im Alter von neun bis zwölf Jahren dominiert der Funktionskreis Magen/Milz/Pankreas. Das psychische Korrelat ist das Grübeln. Es passiert, wenn das Kind zu rasch aus der Kinderfantasie in die Realität gedrängt wird und zu hohe Anforderungen, oft in Form von schulischen Leistungen, an das Kind gestellt wurden. Das Kind will gefallen, es benötigt Lob, Unterstützung und Anerkennung.

Die Gedanken kreisen immer um das gleiche Problem. Der Mensch muss aus dem Grübeln herauskommen, z.B. durch Waldspaziergänge oder durch Arbeit mit der Erde oder Tieren. Der Grübler hängt in sorgenvollem Gedankengut fest und beschäftigt sich immer mit dem gleichen Thema, das ihn belastet.

Organe: Magen, Milz, Bauchspeicheldrüse, Bindegewebe, Lippen
Mögliche Symptome: Müdigkeit, geistige Erschöpfung, depressive Verstimmung, Konzentrationsstörungen, niedriges Selbstwertgefühl, Schwindel, Impotenz, Blähungen, gestörter sozialer Kontakt und Integration

Funktionskreis Herz/Dünndarm. Der fünfte Funktionskreis Herz/ Dünndarm steht für das Geistige, für Freude und Kommunikation und ist mit allen Funktionskreisen verbunden. Er spielt deshalb bei der kindlichen Entwicklung keine altersabhängige Rolle und hat somit weniger mit speziellen Lebensphasen und Prägungen zu tun. Passende Sprüche sind z.B. »Mir geht vor Freude das Herz über«, »Sie hat das Herz am rechten Fleck«. Das Herz gilt als höchste Instanz der Funktionskreise, gilt als Sitz von Bewusstsein, Fühlen, Empfinden, Denken, Liebe, Frieden, Zuneigung und Inspiration.

Zusammenhang Körper, Seele, Geist. Es gibt einen Zusammenhang zwischen den verschiedenen Ebenen des Menschen, zwischen Körper, Seele und Geist. Wenn es auf einer Ebene Probleme gibt, wenn sich Energiestaus oder Beschwerden in einem Funktionskreis ergeben, so wirkt das in irgendeiner Form auch auf die anderen Ebenen und Funktionskreise.

Balance zwischen weiblichen und männlichen Kräften

So, wie die moderne Physik auch Materie letztendlich als Energie definiert, so ist es schon seit Jahrtausenden ein Grundprinzip in den alten Philosophien, z.B. der Chinesen, Inder und Ägypter, dass alles Leben auf der harmonischen Schwingung und Zirkulation von Energie beruht. Diese Lebensenergie, das Chi der Chinesen und das Prana der Inder, stellt einen in sich geschlossenen Energiekörper dar, der Körper, Geist und Seele miteinander verbindet. Jegliches energetische Ungleichgewicht zieht somit alle Bereiche des Seins in Mitleidenschaft.

Yin-Yang-Prinzip. In der traditionellen chinesischen Philosophie wird der Mensch als das Bindeglied zwischen Himmel und Erde beschrieben. Das Gleichgewicht im Menschen schreibt die chinesische Philosophie der Lebensenergie »Chi« zu. Diese universelle Energie Chi teilt sich auf in die beiden gegensätzlichen (polaren) Größen Yin und Yang. Nur die Ausgeglichenheit der beiden Pole in unserem Organismus bedeutet Gesundheit. Ein Übergewicht der einen oder anderen Seite bedeutet demnach Krankheit. Nur wenn das polare Gleichgewicht der Bioenergie erhalten bleibt, d.h., wenn ein immerwährender Ausgleich beider Kräfte vorhanden ist, ist die Harmonie aller Lebensfunktionen und damit Gesundheit gewährleistet. Gesundheit ist also nichts anderes als die Fähigkeit zur Selbstregulierung.

Die Balance ist Heilsein. Eine wesentliche Voraussetzung für dauerhafte Heilung ist die Balance zwischen weiblichen und männlichen Kräften. Ein Einklang zwischen diesen beiden, an sich polaren Kräften, wirkt sich nicht nur auf die körperliche und psychische Gesundheit aus, sondern auch auf die persönlichen Beziehungen, auf Erfolg sowie auf Kreativität und Spiritualität.

Es ist dabei von ganz besonderer Wichtigkeit, dass die männlichen und weiblichen Kräfte in einem Menschen sich in einer harmonischen Ausgeglichenheit befinden. Hierbei sind durch das Vorleben der Eltern die meisten Irritationen entstanden. Unsere Welt ist polar, und alle Prozesse auf dieser Erde und auch im Organismus spielen sich innerhalb ihrer polaren Extreme ab. Wenn wir uns nun das Verhalten der polaren Kräfte in einem Menschen ansehen, so sollten für ein glückliches Leben beide Aspekte, von männlich und weiblich, mit gleichen Anteilen vorhanden sein. Wenn ein Aspekt dominiert, dann kann der andere auch nicht funktionieren. Die männlichen Kräfte, wie Macht, Vorwärtsstreben, Erschaffung, Kreativität, Mut, Kraft, Intellekt, sind für ein harmonisches Leben ebenso wichtig wie die weiblichen Werte, wie Liebe, Hingabe, Demut, Zuwendung, Ruhe, Frieden, Weisheit.

Störung des männlichen Aspekts. Eine Störung des männlichen Aspekts kann entstehen, wenn der Mensch als Kind eine Dominanz und Aggression eines Mannes in seinem Umfeld erlebt hat. Es kann sein, dass er als Kind Zeuge wurde, wie der Vater die Mutter schlug, es kann auch sein, dass er selbst vom Vater drangsaliert, gedemütigt und geschlagen wurde. Auch sexueller Missbrauch ist zu nennen.

Ist bei einem Mann der männliche Aspekt gestört, können wir bei ihm mangelndes Durchsetzungsvermögen, Unsicherheit Vorgesetzten gegenüber und aggressives Verhalten beobachten.

Ist bei einer Frau der männliche Aspekt gestört, können wir sehen, dass sie häufig partnerschaftsunfähig ist; sie hat dann häufigen Partnerwechsel als maskierte Angst vor Männern. Die Frau ist auf der Suche nach Anerkennung.

Bei der Störung des männlichen Aspekts gibt es bei beiden Geschlechtern meist Beschwerden im Lendenwirbelbereich und der Schilddrüse.

Störung des weiblichen Aspekts. Eine Störung des weiblichen Aspekts kann entstehen, wenn die Mutter zu dominant ist. Dies kann sich dadurch zeigen, dass die Mutter das Kind zu sehr behütete, das Kind kaum einen Schritt allein tun durfte, oder dass die Mutter vorgab, wie das Kind sich zu verhalten habe. Es kann hier auch zu Missbrauch kommen, indem die Mutter das kleine Kind dahingehend missbraucht, dass es ihm seine Gefühle, seine Ängste und Abneigungen abspricht. Es gibt auch eine maskierte Dominanz, etwa wenn die Mutter Unwohlsein oder Krankheiten vorspielt, um das Kind zu manipulieren.

Männer, deren weiblicher Aspekt gestört ist, sind häufig partnerschaftsunfähig. Sie haben wenig Vertrauen gegenüber

Frauen, dahinter verbirgt sich Angst vor Frauen. Bei Scheidung entstehen oft Trennungsängste, Verlustängste. Diese Männer sind oft eifersüchtig, aggressiv, impotent oder haben einen Hang zu sexueller Perversion.

Ist bei der Frau der weibliche Aspekt gestört, dann sehen wir häufig Abhängigkeit, Unschlüssigkeit bei anstehenden Entscheidungen, Hilflosigkeit. Das Unterbewusstsein sucht unbewusst Hilfe bei der Mutter.

Bei beiden Geschlechtern gibt es Beschwerden vorwiegend im Nackenbereich und Unterleib. Bei Männern sehen wir verstärkte Tendenz zu Leistenbrüchen, bei Frauen zu Unterleibsentzündungen. Eine extreme Belastung des weiblichen Aspekts kann sich durch eine teils starke Verhornung um die Ferse, oberhalb der Lauffläche zeigen.

Disharmonie in der Persönlichkeit. Das Hängenbleiben in Aspekten der Persönlichkeit, die durch weibliche oder männliche Vorbilder auf unausgewogene Weise geprägt wurden, ist eine der Hauptursachen für einen Mangel an Harmonie der Persönlichkeit. Dies führt oft zu Angst von Abhängigkeiten bzw. zu Ängsten, die sich aus Abhängigkeitssituationen entwickeln. Das geistige Licht können wir erst in seiner ganzen Fülle erkennen, wenn wir nicht mehr durch alte Muster daran gehindert werden. Dazu müssen wir diese aber erst einmal als solche erkennen. Vertrauen zu uns selbst führt zu Vertrauen in andere Menschen. Beides zusammen ist ausschlaggebend für das Urvertrauen, das Vertrauen in Gott.

Unsere wahre Heimat ist in Gott

Heilung geschieht nicht allein durch bewusstes Atmen, nicht allein durch Handauflegen und andere Methoden. Zum Heilsein gehört auch, seine Heimat gefunden zu haben. Wer also sich und andere heilen möchte, muss sich auch damit auseinandersetzen, wo die Heimat eines jeden ist.

Wir alle sind geistige Wesen und machen einen Erfahrungsaufenthalt auf der Erde. Denn nur hier in der Materie können wir uns wahrnehmen und in Empathie und Liebe große Entwicklungsschritte hin zur All-Liebe vollziehen. Unsere wahre geistige Heimat ist also der Himmel, und diese Verbundenheit verspürt jeder Mensch durch eine Sehnsucht, eine leichte melancholische Grundschwingung in sich. Es ist die Sehnsucht nach unserem Ursprung. Über den Intellekt und den verstärkten Glauben an Wissenschaft und Materie haben sich viele von uns von ihrer geistigen Heimat getrennt und sind dadurch aus der Ganzheit gefallen.

Wo ist mein Platz? Viele von uns haben ein Problem damit, unseren Platz, unsere Heimat hier auf der Erde zu finden, irgendwo wirklich anzukommen. Viele von uns haben auch einen Konflikt mit ihrem Ursprungsland oder ihrer Ursprungsfamilie oder wurden aus der Heimat vertrieben. Gemeinsam haben wir alle einen Konflikt mit unseren Wurzeln. Doch ohne stabile Wurzeln kann kein gesunder Baumstamm sich entwickeln, und es können keine gesunden Blätter wachsen. Dies bedeutet, ohne eine heilsame Vergangenheit kann es keine gesunde Gegenwart geben und auch keine lichtvolle Zukunft. Das kann dazu führen, dass wir uns in einem Identitätskonflikt befinden, uns unserer selbst nicht sicher sind und angreifbar werden.

Wir hegen oftmals eine bewusste wie auch unbewusste Aggression gegenüber unserem Schicksal und den Menschen aus der Vergangenheit. Wir geben ihnen Schuld für unsere Gefühle und unsere Lebenssituation. Doch wenn wir anderen Schuld geben, dann geben wir ihnen auch Macht über uns und damit auch Macht über unsere zukünftige Entwicklung. Diese bestehende innere Disharmonie und Unzufriedenheit schwächt uns immer mehr, ohne dass sich an unserer Situation etwas verändern kann. Wir bleiben im Kreislauf der Angst oder Aggression und des Selbstmitleids gefangen. Eine solche Opferhaltung macht uns noch schutzloser und unsicherer, sodass wir uns immer mehr isolieren und uns vornehmlich mit unseresgleichen, also mit ähnlich denkenden Mitmenschen, umgeben, weil wir kein Vertrauen in uns und die Gesellschaft haben und damit unbewusst verhindern, dass neue Eindrücke auf uns treffen könnten. Oftmals wollen wir uns dann auch gar nicht verändern, wir wollen nicht aus der Opferrolle heraustreten, sondern suchen weiterhin die Schuld bei anderen. Wir wollen für unsere Gedanken, Gefühle und Handlungen keine Verantwortung übernehmen. In einem solchen Fall blockieren wir unsere lichtvolle Gegenwart wie auch Zukunft. Wir bleiben gefangen, und unser wirklicher, im Seelenplan vorgenommener Platz im Leben bleibt uns verwehrt. Wir finden weder zu uns noch zu unseren Mitmenschen, noch zu Gott und seiner Liebe.

Sich besinnen auf seinen Ursprung. Wir sollten damit aufhören, mit unserer Vergangenheit, unserem Schicksal, kurzum mit uns, mit Gott und der Welt zu hadern. Wir sollten uns wieder bewusst auf unseren göttlichen Ursprung besinnen und Frieden schließen mit unseren Gefühlen und vermehrt Liebe, Vertrauen und Zuversicht in unser Leben lassen. Dann können wir die Konflikte mit uns und unseren Mitmenschen niederlegen, und wir werden auch keinen Konflikt mit Gott mehr haben. Denn indem wir in unsere Liebe und Individualität eintreten und aus unserer Einsamkeit, unserem selbstauferlegten inneren »Gefängnis« heraustreten, betreten wir ein höheres Bewusstsein und fühlen uns mit allem verbunden und verstehen aus einem inneren Frieden heraus den Sinn unserer Inkarnation. Indem wir durch ein friedvolles Herz uns selbst und die Welt aus den Augen Gottes betrachten und damit im Bewusstsein der Liebe über all den Dingen stehen, die wir vorher nicht verstanden haben und die uns deshalb belasteten, können wir jetzt wieder unsere geistige Heimat in uns selbst finden. In Liebe offenbaren sich die Weisheit und somit die Antworten auf unsere Lebensfragen, und alles kann sich heilsam wandeln.

Eine solch lichtvolle Veränderung wird sich uns nicht präsentieren, indem wir auf die Aussprache und Versöhnung mit den Menschen aus unserer Vergangenheit hoffen. Auch nicht aus einer naiven Vorstellung heraus, dass diese Menschen sich verändern und uns doch noch die Liebe und Anerkennung geben, die wir in der Kindheit nicht erhalten haben. Eine solche Vorstellung entsteht wiederum aus der unbewussten Opferhaltung heraus. Denn zu der Veränderung, die wir uns wünschen, kann es nur kommen, wenn wir selbst die Veränderung sind. Andere Menschen und Geschehnisse werden wir niemals verändern, es sei denn, wir verändern uns selbst. Dies geschieht, indem wir unseren eigenen Horizont erweitern und die Welt nicht ausschließlich durch unsere Brille der vergangenen Prägungen heraus betrachten, sondern allem nachträglich einen lichtvollen Sinn zusprechen.

Sein in Gott. Heimat ist da, wo man sich wohlfühlt, wo man Liebe und Geborgenheit ganz konkret spüren kann. Es geht dabei nicht nur um die geografische Heimat, also die Heimat im Außen, sondern vor allem um die innere geistige Heimat. Wir können uns für den göttlichen Frieden und die Liebe jederzeit öffnen und Kraft, Weisheit und Geborgenheit in Gott für unser Leben und den Alltag finden. Diese vertrauensvolle Geborgenheit, dieses Sein in Gott, ist eine wichtige Grundlage für einen heilsamen Glauben und die innere Heilung, die auch die äußere nach sich zieht. Dieser innere Frieden und die Geborgenheit in Gott sollten dauerhaft im Bewusstsein verankert sein und nicht nur auf den Moment eines Gebetes oder einer Meditation beschränkt sein. Persönliche Gebete oder Meditationen dienen dabei als Hilfen für die dauerhafte Bewusstwerdung von Gottes Nähe, für eine Bewusstseinsentfaltung mitten im Tun, mitten im Alltag. Wir sollten uns stets der liebevollen Präsenz Gottes, durch die eigene liebevolle innere Achtsamkeit und in der inneren Stille bewusst sein.

Ich finde, der folgende Spruch des Theologen Dietrich Bonhoeffer offenbart diesen Bewusstseinszustand besonders schön:

»Es liegt im Stillesein
eine wunderbare Macht
der Klärung,
der Reinigung,
der Sammlung auf das Wesentliche.«

Für diese Qualität möchte ich Ihnen gern folgende Affirmation empfehlen:

»Gott ist in mir, ich bin in Gott, in Gott ist meine Heimat.«

Freuen Sie sich über Ihr wunderbares Leben, und bewahren Sie die Liebe in Ihrem Herzen, mit dem tiefen Bewusstsein, dass Sie stets beschützt sind und mit Gott verbunden.

Wenn der andere die Heimat war. Viele Menschen glauben, ihre Heimat in ihrer Beziehung zum anderen, z.B. in ihrem Partner, gefunden zu haben. Trennt sich dann dieser Mensch von ihnen, dann fühlt es sich so an, als würde ihnen der Boden unter den Füßen weggezogen. Selbstverständlich gestaltet es sich schwer, sich von nahe stehenden Menschen zu trennen. Wenn es aber für das eigene Heil und vielleicht auch für die des anderen notwendig wird, eine unheilsame Beziehung zu lösen, dann sollte dies in innerer Liebe und in Verständnis geschehen. Es hilft, den jeweiligen Menschen nicht in seiner zugewiesenen Rolle zu betrachten. Bei starken schwer zu überwindenden Trennungen kann es sich um die eigene Bedürftigkeit oder ein schlechtes Gewissen dem anderen gegenüber handeln. Es ist sinnvoll, die anderen als eigenständige Wesen zu betrachten, in denen man inkarnierte Seelen sieht und mit denen man eine Strecke des Weges gemeinsam ging. In dieser Inkarnation sind bzw. waren es diese Menschen, mit denen uns etwas verbindet, in zig früheren Inkarnationen waren es zig andere, und in den weiteren Inkarnationen wird es wiederum weitere Begleiter geben. Man kann durchaus seine Eltern und andere nahe stehende Menschen auch ehren und lieben, wenn man sie loslässt.

In der Bhagavad Gita wird der Fall beschrieben, wo der Kaiser Gott fragt, warum er gegen seinen Bruder Krieg führen muss, und Gott ihm zur Antwort gibt, dass es nicht sein Bruder ist, sondern »nur« der Mensch, der bei den gleichen Eltern inkarnierte.

Wenn Beziehung schadet. Ich erfahre immer wieder, dass es für viele Menschen oftmals sehr schwierig ist mit dem Loslassen, dem Zulassen und dem Seinlassen. Manche müssen nicht nur krankmachende Gedanken, Gefühle und Mechanismen loslassen, sondern auch Menschen, die ihnen bewusst wie auch unbewusst dauerhaft mentalen oder auch physischen Schaden zufügen. Viele Menschen haben verständlicherweise ein Problem damit, sich von einem nahe stehenden Menschen zu befreien, da sie sich abhängig fühlen. Sie denken: Ich kann doch nicht einfach meine Eltern, meine Schwester, meinen Bruder, meinen Partner oder wen auch immer loslassen, auch wenn ihr Einfluss mir schadet und ich krank werde. Dabei spielen melancholische Gefühle, Sicherheits- und Schutzbedürfnis, schlechtes Gewissen und viele andere Abhängigkeiten hinein. Liebe schmerzt nicht und schadet nicht, und wenn eine Beziehung schadet, dann basiert sie nicht auf Liebe, sondern auf Abhängigkeit, Egoismus, Macht- und Besitzanspruch. Wenn dauerhaft keine liebevolle Aussöhnung möglich ist, sollten wir den anderen segnen, ihm aus tiefem ehrlichem Herzen alles Gute auf seinem weiteren Lebensweg wünschen und loslassen. Jeder sollte ein eigenständiges und freies Leben führen, ohne das Joch der anderen. Dann übernimmt dieser Mensch die Verantwortung für seine individuelle Lebensgestaltung und Entwicklung in dieser Inkarnation und lässt falsche Erwartungen, Opferhaltung und krankmachende Beziehungen los, indem er sich aus Liebe für sich, sein Wohlergehen und seine Gesundheit entscheidet. Das Loslassen unheilsamer Beziehungen wird liebevoll möglich, wenn wir, anstatt in einem Bewusstsein von »Ich-kann-ohne-den-anderen-nicht-leben oder »Ich-kann-ihn-nicht-verlassen« zu verharren, die folgende heilende innere Haltung von Jesus übernehmen: »Gott ist meine Heimat«. So erhalten wir die Kraft, uns selbst wie auch die anderen in liebevollem Bewusstsein auf die eigenen Beine zu stellen.

Gebet nach partnerschaftlicher Trennung. Wenn es in einer Partnerschaft zu einer Trennung kommt, dann ist es von großer Wichtigkeit, dass sich die Menschen nicht nur räumlich trennen, sondern auch auf der mentalen Ebene auseinanderfinden. Oftmals ist es so, dass einer der Expartner noch melancholisch am anderen anhaftet.

Hier kann es zu ungünstigen und gesundheitsstörenden Energieflüssen kommen. Der zurückgebliebene und trauernde Partner wird seinen Lebensweg nicht lichtvoll fortsetzen und gestalten können, solange er sich nicht auf sich selbst und seine Liebe zu sich selbst besinnen und den anderen in Liebe loslassen kann.

Dies kann dann geschehen, wenn er sich in einem meditativen Zustand in einem einmaligen (!) Ritual für immer von seinem Expartner in Liebe verabschiedet. Hüllen Sie Ihren Expartner in Licht, wünschen Sie ihm alles erdenklich Gute, Liebe und Licht auf seinem zukünftigen Weg, bitten Sie für ihn um Segen von der lichtvollen Welt. Bedanken Sie sich für die gemeinsame Zeit, kehren Sie in sich, verabschieden Sie sich, erkennen Sie Ihre eigene strahlende Schönheit, und freuen Sie sich mit Zuversicht, Neugierde und Stärke auf Ihre eigene Zukunft, die sich nun wieder neu und lichtvoll gestalten kann.

Ich empfehle folgendes Gebet:

Gebet bei einer Trennung

»Liebe/r (Name),

unsere Wege haben sich getrennt.

Ich bedanke mich bei dir für die gemeinsame Zeit.

Ich wünsche dir von ganzem Herzen alles Gute und Gottes Segen auf deinem Lebensweg.

Mein Glück ist in mir, und ich wünsche dir, dass du deines in dir findest.

Ich gehe auf meinem lichtvollen Lebensweg voran und bitte die himmlische Kraft um Segen und Unterstützung für meinen Neubeginn.

Möge sich alles so licht- und sinnvoll entwickeln, wie es für alle Beteiligten heilsam ist.

Ich bin gesegnet und fühle mich geliebt.

So sei es!
Amen.«

Alle Beziehungen, die man loslässt, sollen mit Liebe losgelassen werden und in einem selbst in Liebe abgeschlossen werden. So kann alles heilen, und man kann in seinem weisen Herzen und in Unabhängigkeit wachsen. Dies entspricht auch dem Sinn des Lebens. Auch ein solcher Weg ist in solchen Situationen eine notwendige Form des inneren Wachstums.

Wissen statt blinder Glauben

Um unsere Heilkräfte für uns selbst wie auch bei der Arbeit als Heiler entfalten zu können, müssen wir verstehen, was Wissen bedeutet und warum uns blinder Glauben schadet.

Blinder Glauben ist das Glauben an Dinge, die uns anerzogen wurden, in der Familie, in der Religion, in der Gesellschaft. Wir glauben blind, da wir diese unkritisch übernommen haben. Im Wissen hingegen schöpfen wir das Verstehen der Welt aus dem Herzen, aus der göttlichen Anbindung heraus.

Der Lebensweg soll konsequent mit liebevoller Offenheit und Neugierde und mit innerem Wissen und Weisheit begangen werden. Daraus kann sich eine eigene innere Philosophie entwickeln, die befreiend wirken kann und ein glückliches Leben ermöglicht. Glück kann man nicht in irdischen Gütern und der Befriedigung von materiellen Wünschen finden, nicht in Machtpositionen und nicht mit Macht erzwingen, auch nicht mit Geld erkaufen. Diese äußeren Aspekte, denen viele Menschen nachlaufen, sind die Folgen eines vorherrschenden gesellschaftlichen Gedankenguts und führen nicht zu einem inneren

Frieden. Es gibt keine materielle Sicherheit, die uns vor irgendetwas, weder vor Sorge, Tod, Leiden oder Krankheit, bewahren kann.

Das neue Zeitalter. Geheimwissen, wie auch die Macht, die daraus erwachsen ist und die häufig zu physischer und psychischer Unterdrückung geführt hat, ist ein typisches Merkmal der alten Zeit, des »männlichen Zeitalters«. Einer Zeit also, in der überwiegend Macht, Dogmen und blinder Glaube, nicht aber die eigene Erfahrung und eigene Erkenntnis das Leben und Verhalten der Menschen bestimmten. Die meisten von uns sind noch im alten, männlichen Zeitalter geboren. Uns steht es jetzt jedoch frei, uns zu entscheiden, ob wir den Schritt in die neue Zeit vollziehen wollen oder nicht. Wir erleben gerade selbst, wie Himmel und Erde sich näher kommen. Die Energieschwingungen der Erde und von uns Menschen werden immer feinstofflicher. Heute kann sich ein Mensch so individuell wahrnehmen und selbstbestimmt entwickeln, wie es in den letzten Jahrtausenden nicht möglich war.

Es geht nicht darum, sich durch den Ich-Willen zu entwickeln, und nicht darum, das Ego und seine Ansprüche zu befriedigen, sondern um die Verbindung mit dem eigenen Selbst. Wenn wir uns mit Bewusstheit unserem Selbst zuwenden, kommen wir automatisch in Verbindung mit subtileren, feinstofflicheren Ebenen, mit Gott und den Engeln. Wir richten uns dann auf die Quelle, auf das Göttliche aus, das weit über unser Ich hinausgeht.

Wir sind verdichtete Energie. Die moderne Physik beweist, dass das, was wir als Materie bezeichnen, letztendlich aus Nichtmaterie aufgebaut ist. Von dem Quantenphysiker Carlo Rubbia, dem früheren Leiter des Schweizer CERN-Instituts, wissen wir, dass die Relation von Energiequanten zu Masseteilchen ca. 1 Milliarde : 1 (genau 974600000 : 1) beträgt. Das bedeutet, dass es etwa einer Milliarde Energiequanten bedarf, um ein Masseteilchen hervorzubringen, oder dass das, was wir bewusst mit unseren Sinnen wahrnehmen, lediglich den milliardsten Teil der uns real umgebenden Wirklichkeit darstellt. Das eigentlich Formende und Gestaltende ist demnach nicht die Materie, sondern die Energie, die von den Photonen, also vom Licht hervorgebracht wird. Wer die sichtbare Welt für etwas Absolutes hält, geht somit weit an der Wirklichkeit vorbei. Auch ohne eine geistige Beseelung könnte die sichtbare Materie nicht bestehen, denn nicht die vergängliche Materie ist die Realität, sondern der unsterbliche, nicht sichtbare Geist in allem. Geist wiederum könnte allein nicht existieren, sondern muss einem Wesen angehören, und dieses Geistwesen kann auch nicht aus sich selbst existieren, sondern braucht wiederum einen Schöpfer, nämlich Gott. So ist es letztendlich der Geist Gottes, der alles durchdringt.

Wir Menschen sind über unsere Elektronen und Lichtteilchen, die eine riesige Informationsspeicherkapazität besitzen, grundsätzlich stets mit allem verbunden. Alle stoffliche Materie, auch unser Körper, besteht im Grunde aus Nichtstoff, also aus Energie. Dies bedeutet, die gesamte Materie strukturiert sich aus Energie und Information. Wir bestehen, wie alle Materie, aus verdichteter Energie. Teilchen verlassen uns ständig, und andere treten in unseren Verbund ein. Wohin sie genau gehen und woher sie genau kommen, weiß niemand, außer Gott. Es erklärt aber, warum alles zusammenhängt und wir alle mit allem verbunden sind. Es kommt somit unbewusst zu einem ständigen Energie- und Wissensaustausch. Die uns umgebende Energie ist in Form der Aura um unseren Körper herum noch sehr dicht und wird mit zunehmendem Abstand zu uns immer schwächer, ohne jemals an ein Ende zu gelangen. Jedes Elektron weiß vom Zustand eines jeden anderen Elektrons, so, wie auch jedes Lichtteilchen von der Existenz anderer Lichtteilchen weiß. Und jedes scheint auch zu wissen, was die anderen gerade tun. Sie stehen miteinander in Kommunikation.

Wir sind Teil des Ganzen. Jeder von uns ist ein Teil des großen Ganzen, auch wenn sich viele von der kosmischen Gesamtheit abgespaltet haben. Jeder von uns kann sich wieder in die göttliche Schöpfung mit all ihrem Licht und ihren Heilkräften einklinken. Der Zugangscode ist die Eigen- und Nächstenliebe, Zuversicht, Vertrauen in Gott und meditative Ruhe in uns. Ein friedvoller Zustand fördert den Prozess, während aktives Denken ihn hindert. Man sieht nur mit dem Herzen gut, und nur in innerem Gleichgewicht, innerem Frieden und Harmonie offenbart sich Gott dem Menschen. Die göttliche Einheit ist ewig, allmächtig, allgegenwärtig und allwissend, voller Liebe, Fülle und Heilung. Sie kann ausschließlich im Gegenwartsbewusstsein erfahren werden. Gott offenbart sich über den inneren Frieden im Herzen. Gleichwohl bleibt das vollständige Wesen Gottes dem Menschen verborgen. In der Schöpfung aber spiegeln sich die göttlichen Eigenschaften wider und können vom Menschen erkannt werden. Die Schöpfung ist ein fortschreitender Gnadenakt Gottes. Alles geht aus Gott und durch Gott hervor, allerdings unter der Wahrung des freien Willens des Menschen.

Erneuerung der Religionen. Es muss immer eine energetische, liebevolle Einheit zwischen allen Bereichen des Lebens bestehen: der Einheit Gottes, der mystischen Einheit der göttlichen Offenbarer und der Einheit der Menschheit. Wir müssen uns der fortschreitenden Offenbarung Gottes stets bewusst sein, denn Gott offenbart sich der Menschheit nicht einmalig, sondern progressiv und zyklisch wiederkehrend. Da die Menschheit sich ständig fortentwickelt, muss auch die Religion stetig eine Erneuerung erfahren, um der Situation entsprechend die göttliche Führung erbringen zu können. Dies geschieht, indem Gott der Menschheit in bestimmten Zeiträumen göttliche Offenbarer als Manifestation Gottes schickt. Dies sind Menschen in jeder Generation, mit neuem, zeitgemäßem und bewusstseinserweitertem Gedankengut. Folglich sind die großen Religionen allesamt göttliche Stiftungen, die ihre Botschaft in jeweils abgewandelter äußerer Form wiedergeben.

Wofür steht Religion? Im ursprünglichen Sinne ist die Religion aus der Sicht Gottes nicht dazu da, Glaubensansätze vorzuschreiben, sondern die Menschen im Mitgefühl, in ihrer Suche und Not zu begleiten. Es wird immer wieder göttliche Offenbarungen auf dieser Erde geben, die Weisen der Vergangenheit werden nicht die letzten sein. Es werden immer geistreiche Menschen folgen. Es werden daraus aber keine neuen Weltreligionen mehr entstehen. Das fortgeschrittene Bewusstsein der Menschheit lässt dies nicht mehr zu. Da wir uns in einer Zeit der Individualisierung befinden, sollte jeder durch Achtsamkeit und mit Bewusstsein selbst seinen eigenen Zugang zu Gott finden. Das Wissen der Religion kann dazu als Grundlage dienen. Die Entwicklung der Menschheit wird mit einer stetigen evolutionären Weiterentwicklung einhergehen und das Bewusstsein sich immer mehr entfalten.

Liebe und Wissen. Durch einen liebevollen Zustand, der aus innerem Frieden resultiert, kann sich vieles von allein stabilisieren. Dabei begleiten uns die Weisheit Gottes und seine Engel. Diese ist jedem liebevoll verbundenen Herzen zugänglich. Spüren Sie Liebe zu sich sowie Liebe zur Welt und allen Mitmenschen, dann ist Ihr liebevolles Herz offen, und Sie selbst schwingen engelsgleich. In dieser Schwingung steht Ihnen der Kosmos mit Wissen, Weisheit und Heilkraft zur Verfügung. Folgen Sie Ihrem Herzensruf, und empfangen Sie die Signale und die Kraft des Himmels. Denn auch Sie selbst sind das Licht, und himmlisches Wissen und Weisheit wie auch die harmonische Gesundheit sind in Ihnen gespeichert. Das Licht ist auf jeder Ebene Informationsträger und übermittelt die göttlichen Eigenschaften in die Erde und deren Bewohner. Lauschen Sie der Stille in Ihnen, und entdecken Sie Ihre Intuition, und Sie werden erfüllt sein von göttlicher Liebe, geistigem Wissen und heilenden Kräften.

Schuld und Sünde im Christentum. Typisch für unsere christliche Prägung sind die Schuld- und Sündengedanken, die Grund dafür sein können, dass wir keine bedingungslose Liebe uns gegenüber entwickeln konnten. Oft erlebe ich, dass sich viele Menschen zwar Glück, Erfolg, Reichtum und vollkommene Gesundheit wünschen, sich aber gleichzeitig fragen, sowohl bewusst wie auch unbewusst, ob sie als »Sünder« im christlichen Gedankengut solche an sich lichtvolle Wünsche überhaupt haben dürfen. Liebe, Freude, Glück, Gesundheit, Erfolg und Reichtum können keine Sünde sein, denn der Kosmos ist voll davon. Gehen wir damit in Resonanz und ziehen es an, um es in unser Leben zu manifestieren. Wenn wir Liebe, Zufriedenheit und Selbstvertrauen ausstrahlen, dann geht dies auch auf andere über. Hinterfragen wir also auch solche Glaubenssätze und achten dabei darauf, ob in uns immer noch subtil der Glaube an einen strafenden Gott besteht oder ob wir uns von diesen ursprünglich irdischen religiösen Konstrukten des Machtmissbrauchs wirklich vollends befreien konnten und einen liebenden Gott in unserem Herzen erfahren dürfen. Wir sollen begreifen, dass es weder Sünde noch »Fehler« im herkömmlichen Sinne gibt, wenn wir aus allem lernen. Halten wir uns bewusst vor Augen, dass die christliche Religion von ihren Gläubigen oft Armutsdenken, Armutsgebot und Selbstlosigkeit erwartet, zugleich ökonomische Macht errungen und erzwungen hat und oft selbst in übermäßigem Reichtum, Prunk und Pracht lebt.

Blinder Glaube an einen strafenden Gott. Hierbei wird die Stärke der neuen, bewussten Spiritualität sichtbar, nämlich während es in der »strafenden« Religion um einen blinden Glauben geht, basiert die individuelle Spiritualität dagegen auf eigenen Erlebnissen. Spirituelle Menschen können sich sehr gut mit dem Gedanken anfreunden, ganz mit Gott verbunden zu sein, ohne an Schuld und Sünde glauben zu müssen. Die spirituellen Menschen begreifen ihre eigene Resonanz und ihren Beitrag als Mitschöpfer. Sie begreifen sich als Kind bzw. als Teil Gottes und sind bereit, bewusst und liebevoll zu leben.

Wir dürfen glücklich sein. Glück ist ein Geburtsrecht, die Entwicklung zur All-Liebe Gottes entspricht unserem Lebenssinn. Somit sollten wir in unserer Liebe jeden Tag immer bewusster aufgehen, aus der inneren Herzensfülle schöpfen, die Fülle im Außen dankend annehmen und ohne schlechtes Gewissen genießen. Es ist wichtig zu begreifen, dass es uns gut gehen darf. Denn geht es uns gut, so können wir auch anderen Menschen mit unserer Freude und Zuversicht Kraft geben. Leben wir in materieller Fülle, so besitzen wir auch etwas, was wir teilen können. Somit kann sogar eine bewusst wie auch unbewusst pessimistische Lebenseinstellung durchaus auch eine egoistische sein, denn damit hat man seinen Mitmenschen nichts als eigenen Ballast zu geben und erschwert mit dieser Energie den Mitmenschen die Freude an Gottes Schöpfung. Hat man eine optimistische Lebenshaltung, so hat man auch eine freudige soziale Grundhaltung und ist ein lichtvoller und aktiver Teil der Gesamtheit. Treffen Sie alle Entscheidungen aus tiefstem Vertrauen, aus tiefster Überzeugung und Gottverbundenheit.

Achten Sie auf Ihre Intuition, denn Ihr Überbewusstsein kennt jeden Weg und jede Lösung.

Wo ist die Wahrheit? Religionen und spirituelle Lehrer können nur Hinweise und Anstöße liefern. Man darf diese Impulse nicht überbewerten und schon gar nicht als die reine Wahrheit auffassen, denn das kosmische Wissen ist unendlich. Andere können uns immer nur ihre Sichtweise der Dinge vermitteln, also nur das, was sie für sich aus der unendlichen »Informationssuppe« herausgefischt haben und als Wahrheit erachten. Betrachten wir also das uns auf diese Weise vermittelte Wissen als die Meinung des anderen. Wir dürfen froh sein, dass es uns zuteil wird, doch wir sollten es nicht wertend auf uns wirken lassen, um dann das für uns Stimmige in unser eigenes Wissen zu integrieren. Nur so ist Wachstum möglich. Nur derjenige, der den Zustand des »Seins« vorlebt, bringt Wahrheit auf diese Erde. Und Wahrheit macht im Geiste grenzenlos, in der Seele frei und im Körper sicher und ruhig. Unsere Wahrheit können wir immer daran überprüfen, wie respektvoll wir mit den anderen Menschen, unabhängig ihrer Herkunft, ihrer Religionszugehörigkeit, ihrer Meinung und ihrem Status umgehen. Wir sollen täglich den inneren Lebenssinn der Liebe erkennen.

Wahrnehmen des Seins. Alles ist von Gottes Licht durchzogen, alles ist beseelt. Jeder Mensch kann diese beseelten Welten, diese lichtvollen Wesen wahrnehmen. Dazu ist es aber notwendig, dass wir uns unserem Herzen öffnen, unseren feinen Instinkten und Wahrnehmungen, unserer Intuition wieder mehr vertrauen und die intellektuelle Erfassung etwas in den Hintergrund treten lassen.

Ich weiß, dass dies in der heutigen Zeit mit unserem ausgeprägten Großhirn und mit unserem gigantischen intellektuellen Wissen keine leichte Aufgabe ist. Und doch ist diese geistige Welt genauso vorhanden wie die Materie, die durch die moderne Wissenschaft in rasantem Tempo bis in die kleinsten molekularen Strukturen immer mehr erforscht wird, und doch wird sie niemals von der Menschheit ganz verstanden werden. Materie ist letztendlich die maximale Verdichtung der Energie, deren genaue Strukturen niemand kennt. Auch dies lässt sich längst beweisen, auch wenn es noch nicht in jedes Bewusstsein vorgedrungen ist.

Das Wissen um die geistigen Welten, um die höhere Führung und deren Akzeptanz steigert das Urvertrauen, das Seelenheilsein und die Gesundheit. Hieraus erwächst die Sicherheit, dass alles, so, wie es ist, vollkommen und richtig ist und dass wir selbst, so, wie wir sind, ebenfalls vollkommen und perfekt sind. Wir treffen dann all unsere Entscheidungen nicht mehr nur aus dem Intellekt, sondern lassen auch die Emotion mit einfließen. Über das Gefühl von Sicherheit und dem Vertrauen in die göttliche Führung und zu uns selbst und in unsere geistigen Wurzeln geraten wir immer mehr in die Resonanz des Positiven. Unsere Liebe kann wachsen, unsere Vorhaben können gedeihen und unsere Wünsche sich verwirklichen. Dem Menschen, der sich unbeirrt vertrauens- und liebevoll auf diesem Weg befindet, stehen das gesamte Wissen, die Weisheit, Fülle und Heilkraft des Universums zur Verfügung.

Die Weisheit des Herzens. Alles, was nicht der reinen Liebe entspricht, entspricht auch nicht der göttlichen Wahrheit. Deshalb müssen wir selbst in der Frequenz der reinen Liebe sein, um das innere Wissen zu erfahren und die Weisheit in allem zu begreifen. Es geht primär darum, sein Licht zu erkennen und Licht auf die Erde zu bringen. Dies geschieht, indem man in Liebe und lichtvoller Harmonie, mit allem verbunden, sein Leben gestaltet. Es geht nicht darum, welchen Glauben man hat, sondern dass man reinen Herzens und ein gütiger, liebevoller Mensch ist. Die geistige Welt liebt jeden Menschen und steht ihm zur Seite, selbst wenn er nicht an Gott glaubt. Die geistige Welt wertet die Einstellung des Menschen nicht, sondern begreift ihn vorbehaltlos und liebevoll als Kind Gottes.

Der Mensch, in seiner aufrechten Haltung, stellt die Vereinigung zwischen geistiger Welt und Materie dar. Es hat niemals eine Trennung von den geistigen Dimensionen stattgefunden. Er bleibt ein geistiges Wesen und mit Gott und der gesamten Schöpfung vereint. Die Seele ist also im Diesseits wie im Jenseits mit Gott und den Engeln verbunden. Vor der Inkarnation legte sie einen Seelenplan an, um durch ihre Erfahrungen und Handlungen dem Lebenssinn, der in der Kultivierung der All-Liebe liegt, näherzukommen und somit selbst immer lichtvoller und gottähnlicher zu werden. Erkennen Sie Gott in sich, denn Ihre Seele ist aus seinem Licht. In Gott zu sein bedeutet, heil zu sein, dann gibt es keine Unordnung, weder in unseren Gefühlen noch in unserem Körper.

Stellung des Menschen. Wir sollten uns stets das wahre Menschenbild vor Augen halten. Die Menschenseele ist unsterblich, und der Mensch steht von allen Schöpfungswerken Gott am nächsten. Er wurde mit einem freien Willen, mit Geist und Verstand ausgestattet und besitzt die Fähigkeit, Gott zu erkennen, einen bewussten Bund mit ihm einzugehen und sein Leben danach auszurichten. Das Leben im Diesseits wie im Jenseits ist eine kontinuierliche mystische Reise hin zu Gott. Himmel und Hölle sind nur Symbole für die Nähe oder Ferne zu Gott. Ein gesegnetes Erdenleben in Verbundenheit mit der Einheit, in Verbundenheit mit Gott, lässt dem Menschen seinen Aufenthalt auf unserem Planeten lichtvoller, glücklicher, gesünder und erfolgreicher erleben.

Das Leben in dieser Welt ist dazu bestimmt, geistige Fähigkeiten zu entwickeln, die die Seele in ihrer All-Liebe voranbringen und die für das anschließende weitere Leben im Himmel wichtig sind. Als solche geistige Fähigkeiten gelten Tugenden wie Nächstenliebe, Respekt, Dankbarkeit, Vertrauenswürdigkeit, Gottvertrauen, Demut und Geduld. In einem bewussten, licht- und liebevollen Leben in geistiger Anbindung soll es nicht um Selbstkasteiung gehen, sondern vielmehr darum, in seinem individuellen Leben seinem vorgenommenen Weg des Seelenplans folgen zu können. Dies beinhaltet ganz selbstverständlich auch Glück, glückliche Partnerschaft, Zufriedenheit, Selbstvertrauen, Erfolg und Gesundheit.

Finden Sie Ihren wahren Kern. Wir leben in einer Zeit des Wissens und der Aufklärung und müssen aus der Furcht, Abhängigkeit und Ohnmacht des blinden Glaubens der vergangenen Zeit hinaustreten. Wissen vermittelt die Sicherheit, die den Weg für die Weisheit ebnet und den Weg zum erlebten Glauben offenbart. In geistiger Anbindung liegen große Kraft und großes Heil, und nur über die geistige Anbindung kann der Mensch sein grenzenloses Potenzial ausschöpfen. Gehen Sie deshalb voller Hoffnung und motiviert in Ihre Zukunft, und verharren Sie nicht in der Vergangenheit, sondern schöpfen Sie Kraft in der Gegenwart. Glauben Sie an sich, lieben Sie sich, dann sind Sie mit dem Himmel verbunden, und Hilfe von dort ist Ihnen sicher.

Oftmals gehen die Menschen durch ihre Konditionierungen unbewusst und ohne zu hinterfragen den vorgegebenen gesellschaftlichen Vorstellungen und Pflichten nach und vergessen dabei immer mehr ihren wahren Kern. Daraus kann dann unbewusst eine innere Ablehnung zu sich selbst und dem Leben gegenüber entstehen. Oft merkt man eine solche eingefahrene Situation erst, wenn aus der inneren Stagnation die äußere folgt in Form von Misserfolgen, psychischen Problemen oder körperlichen Krankheiten. Wir müssen lernen, unsere Emotionen bewusst wahrzunehmen und auch auszudrücken, damit sich Harmonie und Frieden in unserem Körper ausbreiten können. Es ist deshalb ratsam, jeden Tag mit einem bewussten »Ja« zum Leben und mit licht- und liebevollen Gedanken zu beginnen.

Regelmäßige Besinnung. Es ist wichtig, regelmäßig geistig zur Ruhe zu kommen, seinen Tag mit Frieden zu beginnen und ihn so auch abzuschließen. Eine allgegenwärtige Präsenz des liebevollen Bewusstseins in uns ermöglicht es uns, in Weisheit und mit Unterstützung der Engel in göttlicher Präsenz aus dem Herzen zu leben. Die Reise zum Herzen erfordert vor allem eine achtsame und friedvolle Stimmung im Inneren. Sobald wir damit beginnen, vom Herzen und voller Hingabe zu leben, werden uns der Reichtum und die Schönheit des Lebens sowie unsere einzigartige Persönlichkeit bewusst. Wir sind dann zunehmend in der Lage, uns auf das Wesentliche im Leben zu konzentrieren, und lenken uns nicht mehr mit kraftraubenden Dingen ab. Eine achtsame und liebevolle Besinnung auf das Leben führt zur Ordnung und Harmonie im Inneren und auch im Äußeren. Tiefe Zufriedenheit und himmlischer Zugang lassen uns grenzenloses Glück erfahren und offenbaren den Weg der Liebe.

Da im Alltag viele Eindrücke auf uns einwirken und Entscheidungen und Herausforderungen vielerorts anstehen, ist es sinnvoll, uns schon morgens bewusst mit unserer Urquelle zu verbinden und aus der inneren Mitte heraus dem Wunder des Tages zu begegnen. Es macht sicherlich einen großen Unterschied für den Tagesverlauf, ob wir den Tag mit einer Meditation oder den Schlagzeilen einer Zeitung beginnen.

Schaffen wir es also in unserer täglichen Meditation, in die innere Stille zu gelangen, wird es uns immer mehr gelingen, im Kontakt mit unserem Herzen und unseren Engeln zu stehen, die uns bei allen Schritten begleiten und unterstützen.

Wir sollten uns mindestens zweimal täglich für zehn Minuten aus dem Alltag herausnehmen, um uns bewusst wahrzunehmen und die himmlische Anbindung zu intensivieren. Mit jeder weiteren meditativen Erfahrung verstärken wir unsere Liebesfähigkeit und Gegenwartspräsenz und erkennen die himmlischen Zeichen und Wunder.

Meditationen hinterlassen Spuren im Gehirn. Neurowissenschaftler konnten nachweisen, dass sich unser Gehirn in seinen Vernetzungen ständig an uns anpasst und sich umgestaltet. Es verändert sich permanent durch unsere persönlichen Erfahrungen. Jede Meditation hinterlässt dort Spuren. Durch Meditation und innere Stille können sich in der grauen Substanz des Gehirns neue Strukturen bilden. Durch regelmäßiges Meditieren kann sich unser Weltbild positiv verändern. Dieses Besinnen auf sich selbst deckt unsere wahren Bedürfnisse auf. Wir können letztendlich zur Einsicht gelangen, dass es in der äußeren Welt keine wirklichen Probleme, sondern Themen, Geschehnisse und Sachverhalte gibt, und dass die Probleme im Umgang damit in uns selbst entstehen. Gelingt es uns, in die Stille nach innen zu gelangen, so gelingt es uns auch, in Kontakt mit uns selbst, mit unserem göttlichen Kern zu kommen. Wir können unsere Sicht auf die Dinge verändern und uns in göttlicher Anbindung von leidvollen Verstrickungen lösen und ein glückliches, selbstbestimmtes Leben führen. Meditation ist der Weg des Herzens, so sollte schließlich unser Alltag zu Meditation werden.

Ich möchte Ihnen dazu folgende Meditationen für den Tagesbeginn und für den Abschluss des Tages vorschlagen:

Meditation für den Tagesbeginn

Beginnen Sie Ihren Morgen mit einem zufriedenen Räkeln im Bett und einem herzlichen Lächeln.

Setzen Sie sich dann aufrecht und bequem hin, und schließen Sie die Augen.

Entspannen Sie Ihren Körper, und achten Sie bewusst auf Lockerheit der Schultern und Frische im Gesicht.

Atmen Sie tief ein und aus, spüren Sie Kraft und Liebe in Ihrem Herzen, und lächeln Sie sich und die Welt an.

Schenken Sie den Gedanken, die in Ihnen aufsteigen, keine Beachtung, sondern sagen Sie innerlich »Gedanken sind unwichtig, nur mein Atem ist wichtig«, und folgen Sie Ihrem harmonischen Atem.

Genießen Sie jeden Atemzug, bis Sie spüren, dass harmonischer Atem, liebevolle Gefühle und klarer Geist eine lichtvolle Einheit bilden und Sie sich bewusst als lichtvolles Ganzes erfahren.

Um diesen Zustand zu halten, lassen Sie sich Zeit, und atmen Sie weiter tief durch. Spüren Sie die Wärme in Ihrer Brust, schenken Sie sich ein Lächeln, und sprechen Sie dreimal innerlich zu sich selbst:

»Ich bin Liebe, ich bin Licht, Gottes Kraft erfüllt mich.«

Freuen Sie sich über Ihr wunderbares Leben und auf einen lichtvollen Tag. Kommen Sie langsam zurück, und bewahren Sie die Liebe in Ihrem Herzen, mit dem tiefen Bewusstsein, dass Sie alles meistern werden.

Meditation für den Abschluss des Tages

Die Tagesrückschau ist eine Bewusstseinsübung zur Selbstreflexion, die uns geistige Stille ermöglicht und uns befähigt, die innere Führung und die geistigen Impulse wahrzunehmen. Mit tiefem Gottvertrauen können wir für unsere Gegenwart mehr Sicherheit und Verständnis entwickeln sowie uns geduldig und zielstrebig an der Zukunft und unserem Seelenruf orientieren.

Setzen Sie sich bequem hin, aber nicht zu spät, damit Sie nicht zu müde sind und einschlafen würden. Eine gute Zeit ist zwischen 19 und 20 Uhr.

Schließen Sie die Augen, und nehmen Sie sich vor, Ihren Tag in der Rückschau durchzugehen. Sie fangen mit dem jetzigen Moment an und gehen rückwärts durch den Tag hindurch bis zum Moment des Aufwachens.

Sie erinnern sich daran: Welchen Tag haben wir heute, wie spät ist es jetzt?

Dann betrachten Sie Ihren Tag, als ob ein Filmband rückwärtslaufen würde, z. B.: Gerade vorher habe ich mich auf den Stuhl gesetzt, davor bin ich zum Stuhl gegangen, davor habe ich die Tür zum Wohnzimmer aufgemacht, davor bin ich vom Bad durch den Gang zur Wohnzimmertür gegangen und so fort, bis zum Klingeln des Weckers am Morgen.

Versuchen Sie, sich an so viele Einzelheiten wie möglich zu erinnern. Wenn Sie diese Übung mehrmals gemacht haben, werden Sie sich immer mehr Einzelheiten in Erinnerung rufen können.

Die Übung soll Sie nicht überfordern. Wenn Sie merken, dass Sie etwas übersprungen haben, gehen Sie nicht ganz an den Anfang zurück, sondern nur zu dem Ereignis, das Sie übersprungen haben, und machen Sie von dort aus rückwärts wieder weiter.

Wenn es Ihnen anfangs zu viel ist, einen ganzen Tag in der Rückschau zu betrachten, können Sie diese Übung auch mittags für die erste Tageshälfte machen und abends dann für die zweite.

Die Übung hilft, unsere Gehirnhälften auszugleichen und so Stress abzubauen. Sie beginnen mit der Verarbeitung des Tages, bevor Sie sich ins Bett legen. Das Tagesgeschehen wird also »vorverarbeitet«. Damit wird sich Ihre Schlafqualität verbessern. So helfen Sie Ihrem Schutzengel bei seiner Aufgabe, Sie dabei zu unterstützen, Ihren Tag zu verarbeiten und dann loszulassen. Die Aufarbeitung des Tages mithilfe der Engel findet vorwiegend zwischen 22 Uhr und Mitternacht statt. Deshalb ist es sinnvoll, nicht zu spät ins Bett zu gehen.

Der wichtigste Grund für diese Übung ist es, dass Sie Ihr Handeln noch einmal beobachten und feststellen, was Sie bei einer nächsten Gelegenheit vielleicht anders machen wollen und sollen und welche Erkenntnisse Sie aus Ihrem Handeln vom heutigen Tage ziehen können.

Diese Übung lässt uns im bewussten inneren Frieden schlafen gehen. Gott ist im Bewusstheitszustand des inneren Friedens erfahrbar, und durch diese Übungen intensivieren wir unsere Gottverbundenheit bewusst und leben immer mehr in harmonischer göttlicher Präsenz. Dann sind wir für das Leben »gerüstet«, denn in aufregenden Momenten des Lebens ist Gottvertrauen entscheidend. Und im Gottvertrauen sind nicht die Gedanken wichtig, nicht Verstehen ist wichtig, sondern das dauerhafte Spüren einer umfassenden Liebe gibt Vertrauen. In Liebe stehen wir in Gottes Leuchtkraft.

Gott und Engel

Ich habe bis hierher immer wieder betont, dass zur Heilung die Anbindung an das Göttliche notwendig ist. Doch was ist Gott genau? Und welchen Stellenwert haben seine Helfer, die Engel? Um als Heiler arbeiten zu können und auch für die eigene Heilung müssen wir verstehen, was Gott und die Engel darstellen.

Gott

Gott im Monotheismus und Polytheismus. Im Monotheismus, der Lehre an einen Gott, ist Gott die schöpferische Quelle, die für die Menschen als reine Liebe erlebbar ist. Dies entspricht somit einer einzigen Quelle, die den gesamten Kosmos erschaffen hat und mit unendlicher Liebe und Güte alles bis in die tieferen Strukturen durchdringt.

Der Glaube an mehrere Götter, also Polytheismus, ist die Darstellung der Energie in Form von Elementen und Eigenschaften, die uns die Wahrnehmung des Lebens ermöglichen.

Diese sind unzählig und vielseitig und entsprechen somit nicht dieser einen schöpferischen Quelle.

Es gab auch in der alten griechischen Mythologie sogenannte »Götter«. Diese hatten jedoch eine andere Bedeutung. Es handelte sich um eine andere Zeit, in der das individuelle Bewusstsein des Menschen noch nicht so weit entwickelt war. Bei diesen »Göttern« handelte es sich um geistige Wesen, die ein eigenes Ego besitzen, um dem grobstofflichen Menschen möglichst gleich zu sein und um ihm auf ihre Weise den Weg in die geistigen Bereiche aufzuzeigen. Sie leben zwar heute noch in den antiken Stätten, ich bin ihnen dort bei meinen Reisen mehrmals begegnet, haben jedoch keine Aufgabe mehr gegenüber der Menschheit, da diese mittlerweile selbst Kontakt zu den feinstofflichen Sphären aufbauen kann.

Was ist Gott? Das Wort »Gott« kommt sprachlich aus dem Germanischen bzw. Indogermanischen: guda/ghau, und es bedeutet so viel wie Anrufung. Demnach ist Gott »das angerufene Wesen«. Das Geschlecht Gottes war ursprünglich neutral, es hieß »das Gott«. Nach der Christianisierung wurde die Bezeichnung des männlichen Christengottes verwendet. Seither heißt es »der Gott«.

In tiefer Liebe und Frieden im Herzen offenbart sich Gott. Alles, was nicht Liebe ist, entspricht nicht Gottes Wahrheit. Der Mensch sollte deshalb all seine Gedanken und Gefühle, die nicht licht- und liebevoll sind, hinterfragen und klären. Erst dann kann er dem Weg seines Herzens folgen und zu Gott finden. Gott befindet sich über allem und in allem. Gott ist das

Absolute. Die göttliche Energie ist ein unendliches, alles durchdringendes und dabei zutiefst gütiges reines Licht. Gott ist sowohl erschaffend wie auch hingebungsvoll. Seine Energie umfasst sowohl Schöpfung und Wissen als auch Liebe, Weisheit und Hingabe. Gottes Gegenwart ist im inneren Zustand des friedvollen Herzens erfahrbar, weil dieses Gefühl uns der All-Liebe und somit Gottes Energie näherbringt.

Der freie Wille des Menschen. Gott stattete durch seine Gnade den Menschen mit einem individuellen freien Willen aus. Die Erde ist somit ein gigantisches Erfahrungsfeld für die Menschen mit unendlichen Variationsmöglichkeiten. Jeder einzelne Mensch besitzt seinen freien Willen, und in diesen werden weder Gott noch die Engel jemals eingreifen, da dies einen drastischen Eingriff in das Schicksal und Karma des Einzelnen bedeutet würde und somit der freie Wille und die Eigenverantwortung aufgehoben würden. Das Leid auf der Erde wird niemals von einem Gott verursacht, sondern in erster Linie von Menschen, die keine Liebe, sondern Wut, Machthunger und Niedertracht in sich tragen. So unterdrücken oft Menschen, die in ihrer Kindheit selbst unterdrückt wurden, Leid erfahren mussten und somit ihr Herz verschlossen, auch andere und fügen ihnen Leid zu. Missbrauch erzeugt Missbrauch. Wir sollen hinter all unserem Tun achtsam unseren Lebenssinn hinterfragen und uns stets hin zur Liebe entwickeln, dann verändert sich auch die Resonanz auf die Dinge, die wir anziehen oder erst gar nicht zulassen. Die Zukunft wird sich dann auch bei schwierigen Umständen lichtvoll zum Positiven wenden.

Gott als universelle Kraft der All-Liebe ist als ein Zustand des inneren Friedens erfahrbar. In diesem Zustand erlebt man das Sein, in dem alles vollkommen in Ordnung ist. In dieser Harmonie gibt es keine Fragen. Aus diesem Grund hat Gott die Engel erschaffen, damit alles einen Dienst in Gottes Plan erfüllt.

Engel

Was sind Engel? Engel (von lat. angelus: bedeutet Bote, Abgesandter) sind Lichtschwingungen Gottes. Sie sind Vermittler zwischen Himmel und Erde und unterstützen die Entwicklung der Welt und der Menschheit. Sie halten die göttliche Energie hoch und zeigen den Weg in das göttliche Bewusstsein. Engel unterstützen auch jeden Menschen auf der Welt mit ihrer unermüdlichen, liebevollen Hingabe. Dafür müssen wir aber bereit sein; wir müssen uns den feinstofflichen, hochfrequenten Schwingungen dieser lichtvollen Geistwesen öffnen. Es gibt so viele verschiedene Engelwesen, wie es Aufgaben an Erde, Mensch und Tier gibt. Ich möchte hier nur die wichtigen, aus der spirituellen Literatur bekannten Engelgruppen kurz beschreiben.

Gott thront über allem, es gibt eine rein göttliche Ebene. Dann gibt es drei Hauptgruppen von Engeln, die jeweils nochmals in drei Untergruppen unterteilt werden. Diese Hierarchie ist von Menschen vorgenommen worden, ebenso die Namen von den Erzengeln. Dies dient dem besseren menschlichen Verständnis, denn die Engel haben selbstverständlich keine

Namen, und es gibt auch keine Hierarchien. Engel haben auch keine wirkliche Gestalt, sie sind reine Energiewesen und stellen sich uns Menschen komprimiert so dar, dass wir ihre Energie wahrnehmen, und wenn wir wollen, sie auch sehen können.

Die erste Engelgruppe. Die erste und »höchste« Engelgruppe hat die Aufgabe, das Wissen der Schöpfung zu bewahren.

- Die Seraphim »verbrennen« das Unreine und Schwere.
- Die Cherubim erhalten die Weisheit der Schöpfung.
- Die Throne erhalten das Gleichgewicht der Kräfte, auch in Geburt und Tod, aufrecht.

Diese Engel halten sich nur in den hohen Dimensionen des Himmels auf; sie bilden das unmittelbare Umfeld der Schöpferkraft. Diese erste Engelgruppe hat keinen direkten Bezug zur Erde und zu einzelnen Menschen.

Die zweite Engelgruppe. Diese Engelgruppe sorgt dafür, dass das göttliche Wissen so »aufbereitet« wird, dass es uns Menschen mit unseren Auffassungs- und Verständnismöglichkeiten überhaupt zugänglich wird. Diese Engel halten die göttliche Schöpfung hoch und bringen göttliche und irdische Kräfte zueinander. Sie haben auch die Aufgabe, die Harmonie in der gesamten Schöpfung zu bewahren, indem sie das Leid aufnehmen, das von der Erde »aufsteigt«, mit göttlicher Kraft erfüllen und umwandeln.

Die dritte Engelgruppe. Diese Engelgruppe beinhaltet die Engel, die den Menschen nahestehen. Hierzu gehören auch die Schutzengel (wegen ihrer großen Bedeutung für die Heilkräfte gehe ich weiter unten gesondert auf die Schutzengel ein). Die Aufgabe der Engel dieser dritten Gruppe ist es, dem Menschen aktiv bei seiner Seelenentwicklung und seiner persönlichen Entfaltung zu unterstützen.

Die Erzengel. Die Erzengel können auf jeder Ebene der drei zuvor erwähnten Gruppen Aufgaben übernehmen. Sie helfen auch direkt den Menschen. Erzengel sind am vielseitigsten und nach ihren Aufgaben geordnet und mit Namen versehen. Es gibt zwar viele Erzengel, weil es viele Aufgaben an der Schöpfung, an der Erde und für die Menschen gibt. Ich möchte mich hier auf die kurze Beschreibung der sieben bekanntesten Erzengel beschränken.

Erzengel, da sie Aufgaben für die gesamte Erde, alle Menschen und die ganze Schöpfung haben, sind in ihrer Dimension nicht begrenzt. Da sie sehr große Energiewesen sind, können sie an vielen Orten gleichzeitig sein und wirken.

Erzengel Michael. Erzengel Michael hat Bezug zum Wurzelchakra. Seine Aufgabe ist es, den Menschen dabei zu helfen, die Angst zu überwinden bzw. loszulassen, um sich für die immerwährende Verbundenheit mit Gott bewusst zu öffnen. Der Erzengel Michael wird vielfach mit einem Lichtschwert als Symbol des Christuskreuzes oder mit einer Lanze als Symbol der Herrschaft Christi dargestellt, mit einem eher kämpferisch anmutenden Gesicht. Der besiegte Drache, der sich auf solchen Darstellungen meistens findet, symbolisiert den Sieg der spirituellen Erkenntnis über die Angst.

Erzengel Gabriel. Erzengel Gabriel hat Bezug zum Herzchakra. Er war auch der Engel, der Maria die Ankunft Jesu verkündigte, und auch der, der Mohammed den Koran übermittelte. Gabriel inspiriert den Menschen, die Wahrheit zu finden. Es ist seine Aufgabe, das Neue zu fördern und die Tatkraft für die vor einem liegenden Aufgaben zu stärken. Nur über das Herz wächst der Mut für die Gestaltung des Lebens und wird Lebensmut immer wieder aufgebaut. Gabriel wird oft mit einer Lilie in der Hand dargestellt und meist mit weiblichen Zügen.

Erzengel Samael. Erzengel Samael hat Bezug zum Sakralchakra. Er trägt Hoffnung in schwierige Lebensabschnitte. Wir sollen uns bewusst darauf konzentrieren, einen sinnvollen, einmal eingeschlagenen Weg beizubehalten, auch wenn inzwischen Schwierigkeiten aufgetreten sind. Samael hat so auch mit Ausdauer zu tun.

Erzengel Raphael. Erzengel Raphael hat Bezug zum Scheitelchakra. Dieser Erzengel steht für Heilung, für die Heilkunst des Himmels. Er ist auch für die Wahrnehmung aus einem Bewusstsein für die Gegenwart zuständig, also dafür, sich nicht von Vergangenheit oder Zukunft in der klaren Sicht beeinträchtigen zu lassen. Während Michael vor allem mit Vergangenheitsbewältigung zu tun hat und Gabriel mit der Ausrichtung auf die Zukunft, lenkt Raphael unseren Blick auf das Hier und Jetzt. Raphael ist mit dem Scheitelchakra verbunden, weil man sich zuerst bewusst für das Göttliche öffnen muss, bevor man reine und hohe Heilkräfte in sich aufnehmen kann. Er wird meist als Pilger mit einem Stab, manchmal auch mit einem Fisch oder einer Wasserflasche in der Hand dargestellt.

Erzengel Zahariel. Erzengel Zahariel hat Bezug zum Solarplexus-Chakra. Dieser Erzengel begleitet den Menschen auf seiner Lebensreise; er hat ein »abenteuerliches Naturell«. Er will uns einerseits gern zu neuen Taten ermuntern, andererseits uns dabei helfen, das Angefangene erst zu Ende zu bringen.

Erzengel Anael. Erzengel Anael hat Bezug zum Stirnchakra. Er steht für die Qualität der Anmut und für die Erinnerung und den Ruf an uns Menschen: »Liebe dich, und erkenne deine Schönheit!« Anael hat Bezug zum sogenannten »Dritten Auge«, weil dieser Engel das Erblicken und Erkennen der Schönheit des Lebens in allen Dimensionen und Formen fördert. Anael zeigt sich in weiblicher Gestalt und in einem rosafarbenen Licht.

Erzengel Uriel. Erzengel Uriel hat Bezug zum Halschakra. Er bringt Ordnung und Harmonie in die Gedanken und in die Ausdrucksform, wie wir unsere Gedanken äußern, wie wir sprechen und schreiben. Uriel wirkt immer dort mit, wo Menschen Segnungen vornehmen, wie bei einer Taufe und anderen Ritualen, auch bei einer persönlichen Segnung, die ein Mensch für andere Menschen vornimmt. Er steht vor den »Pforten« des Paradieses und wacht darüber, wer hineindarf. Er ist der Hüter vor dem Himmelsparadies, der nur Engel sowie Seelen Verstorbener dort hineinlässt, die dieselbe hohe Energie des paradiesischen Friedens bereits in sich tragen. Früher wurde er meist ernst und eher in dunklen Farben dargestellt. Manchmal zeigte man ihn sogar als »Sensenmann« oder als Totenwächter und damit als Symbol der Prüfungen und des Stillstands.

Schutzengel

Der für den einzelnen Menschen wohl wichtigste und am nächsten stehende Engel ist sein individueller Schutzengel. Er gleicht ihm in seiner Seelenschwingung und begleitet ihn durch sein Leben, manchmal auch durch mehrere Inkarnationen hindurch und auch durch das Jenseits. Jeder Mensch hat einen Schutzengel. Mit diesem Engel haben wir in dieser Inkarnation eine ganz besondere Verbindung; er begleitet uns jeden Augenblick unseres Lebens und wird uns nie verlassen. Unser Schutzengel hat die Aufgabe, uns unsere gegenwärtige Kraft aufzuzeigen, mit der wir die Lebensthemen und Begabungen in Vertrauen und Freude ausleben können, um vertrauensvoll den Weg in unsere Zukunft zu gehen. Er erinnert uns in jedem Moment an unseren tiefsten Lebenssinn. Er ist mit der individuellen Lebensaufgabe verbunden. Zur Aufgabe des Schutzengels gehört es also, den Menschen in seiner gegenwärtigen Situation, in seinem persönlichen Wachstum und seiner Entwicklung zu unterstützen. So kann er Wissen und eine entscheidende

Heilkraft vermitteln, die auch auf der mentalen und emotionalen Ebene wirkt, nämlich die Klarheit über den Menschen und seinen Weg. Der Schutzengel hilft zu heilen, indem er uns Täuschungen, Selbsttäuschungen und Verhaftungen erkennen lässt und indem er hilft, die Einsicht und Kraft aufzubringen, sich davon zu lösen. Deshalb befrage ich täglich in einer Meditation meinen Schutzengel, was die richtige Haltung für den Tag ist, und möchte dies auch Ihnen raten.

Sinn der Meditation. Der tiefe Sinn der Meditation besteht darin, dass Sie täglich die jeweils richtige, für Sie passende und für Ihre Entwicklung stimmige Grundhaltung zu Ihrem Leben und zu sich selbst annehmen. Es ist dabei wichtig, dass Sie sich den ganzen Tag über immer wieder an Ihre innere Grundhaltung erinnern und aufs Neue in diese Haltung zurückfinden. Dann wird Ihr Alltag mehr und mehr in friedvoller Präsenz mit Gott und dem Schutzengel ablaufen. Sie können so das Wirken des Schutzengels vermehrt in Ihr Handeln einfließen lassen. Besonders dann, wenn Schwierigkeiten auftauchen, sollten Sie sich an die Hilfe des Kosmos, dessen unendliche Energie und Fülle erinnern, sich auf die Unterstützung des Schutzengels besinnen und sich auf seine Hilfe verlassen. Nur so wird Spiritualität im Leben Wirklichkeit. Andernfalls bleibt vieles nur Theorie und Wunschdenken.

Durch regelmäßige Meditationen erfahren Sie einen immer intensiveren Kontakt zu Ihrem Schutzengel und zu sich selbst und verstärken die positiven Eigenschaften in sich. Sie bekommen eine dauerhaftere und beständigere göttliche Anbindung und vertiefen und stabilisieren Ihr Urvertrauen. Sie lernen, die Mitmenschen liebevoll freizulassen und an das Licht Ihres Schutzengels abzugeben, weil Sie deren ureigene Wesensart erkennen können, und Sie tragen sie nicht weiter auf Ihrem eigenen Rücken mit. Kurzum: Sie befinden sich in einer sanften, aber aktiven geistigen Entwicklung und entfalten Ihre Intuition; Sie erleben immer intensiver Gleichgewicht und Liebe in Ihnen selbst, um so im eigenen Wachstum voranzuschreiten und Ihre eigene Wahrheit zu leben.

Die Schutzengel spielen in der Cosmogetischen Heilung eine herausragende Rolle. Deshalb möchte ich Ihnen mein Buch »Schutzengel« empfehlen, in dem ich dieses Thema ausführlich behandle. Die Informationen benötigen Sie als Hilfe für die eigene geistige Anbindung wie auch bei der Arbeit als Heiler.

Glaube an die Engel. Um im Erwachsenenalter an Engel, hier an erster Stelle an den Schutzengel, zu glauben, benötigt es Urvertrauen. Und für das Urvertrauen und die gesunde seelische Entwicklung des Menschen spielen die Erfahrungen der Kindheit eine wesentliche Rolle. An erster Stelle stehen dabei verständlicherweise die Prägungen aus dem Elternhaus. Die sozialen und spirituellen Werte, die in der Familie gelebt und an die Kinder weitergegeben werden, begleiten jene ihr Leben lang und finden ihren Ausdruck in entsprechenden Verhaltensmustern. Kinder haben noch einen Bezug zum Göttlichen. Sie können ihren Schutzengel in den ersten Lebensjahren sehen. Er existiert für sie ganz selbstverständlich. In der Erziehung sollte dieser bereits bestehende Glaube an den Schutzengel unterstützt werden. Gerade der spirituelle Bezug und das Lichtwesen, mit dem das Kind eine innere Verbundenheit spürt, ermöglicht es dem Menschen im späteren Leben, seine geistige Anbindung zu erhalten oder zumindest wieder leichter zu aktivieren.

Krankmachende äußere Einflüsse

Viele Krankheiten hängen mit seelischen Hintergründen zusammen. Wie bereits beschrieben, hat Gesundheit mit der körperlichen Durchlichtung zu tun, die die Menschen oft vernachlässigen, meist unbewusst durch Angst, Stress, Sorgen und Blockaden aus unerlösten Schockerlebnissen. Unser Körper, jedes Organ, jede einzelne Zelle will vom göttlichen Licht durchdrungen sein. Die Grundvoraussetzung dafür ist, seine kosmische Anbindung dauerhaft aufrechtzuerhalten. Dies geschieht durch innerliches Aufgerichtetsein, harmonische Gedanken und liebevolle Gefühle. Durch Vertrauen in Gott und in die Hilfe der Engel laden wir diese ein, uns hilfreich zu unterstützen.

Doch bedenken wir auch, dass es auch von außen auf uns treffende krankmachende Einflüsse gibt. Elektrosmog, Umweltgifte, Medikamentenschäden, Impfbelastungen, krankmachende Lebensmittel, geomantische Störfaktoren und vieles mehr können ebenfalls Krankheiten verursachen. Befindensstörungen und Erkrankungen, die durch äußere Einwirkung eingetreten sind, müssen auch im Außen beseitigt werden. Nur dann kann der Körper sich regenerieren und ins Gleichgewicht kommen.

Ich halte es für sehr wichtig, für manche Menschen ist es sogar existenziell, sich mit äußeren Krankheitsursachen und unserer Umwelt auseinanderzusetzen. Wir können uns den Giften und Strahlungen aller Art nicht mehr entziehen.

Geomantische Störungen

Unter den Störfaktoren sind Erdstrahlen und Wasseradern zu nennen. Sie können sich uns wie schwarze Energiebalken im Organ und in der Aura zeigen und sich kräfteraubend anfühlen. Das jahrelange Schlafen oder Arbeiten auf Wasseradern kann zu gesundheitlichen Problemen und Schlafstörungen führen. Überkreuzungen solcher Adern können zu massiven Krankheiten und sogar zu Krebs führen. Solange man auf einer Störader liegt, ist man oft auch therapieresistent.

Typische Belastungssymptome können sein: Angstzustände, Überreizung, Hyperaktivität, Depressionen, Müdigkeit, Schwächeanfälle, Konzentrationsschwierigkeiten, Schlafstörungen, Schlafwandeln und alle organischen Belastungen bis hin zu Krebs. Wenn man mithilfe eines qualifizierten Geomanten seinen Schlafplatz korrigiert hat, können für kurze Zeit Entzugserscheinungen auftreten, die sich bald wieder normalisieren. Grundsätzlich braucht der Körper dann drei bis sechs Monate für seine Erholung.

Wenn ein Behandler oder der Klient merkt, dass keine Medikamente bei ihm anschlagen, so sollte er immer auch an eine geopathische oder elektromagnetische Belastung denken.

Ich empfehle keine Schutzmaßnahmen, gleich welcher Art, sondern rate unbedingt dazu, das Bett an einen störungsfreien Platz umzustellen.

Strombelastungen

Belastungen durch elektrische Ströme können sich durch das Gefühl der Unruhe, unterschwellige Aggression, gewisse fremde Energie in sich und in der Aura zeigen und das Nervenkostüm und das Immunsystem beeinflussen. Man hat den Eindruck, als ob man »unter Strom steht« und zeigt dabei oftmals typische Belastungen, wie z. B.: Hyperaktivität, Schlafstörungen, Immunschwäche, Konzentrationsschwäche, blasse Haut, dunkle Augenringe, Wachstumsstörungen und Entwicklungsstörungen bei Kindern, Appetitlosigkeit. Die Strombelastungen zeigen sich energetisch in Form einer aggressiven und zackigen Schwingung in der Aura, während die Aura im Normalfall, in ihrer gesunden Form, harmonisch, wellenartig schwingt.

Ich erinnere mich an einen fünfjährigen, sehr schmächtigen Jungen, der in der Zeit meiner Mitarbeit in einer Naturheilpraxis in die Praxis kam; er litt unter Asthmaanfällen. Auffallend war sein schmales, blasses und wächsern wirkendes Gesicht. Sein Asthma war sehr charakteristisch; die Anfälle begannen immer mit einem Schnupfen. So war es relativ leicht, das für ihn passende homöopathische Mittel zu finden, was ihn schnell vom Asthma gesunden ließ. Mir fiel dabei auf, dass seine gesamte Aura wie ausgezackt wirkte, er also eine massive Strombelastung haben musste. Es stellte sich heraus, dass unter dem Bett, in dem er seit Jahren schlief, ein Kabel in der Steckdose eingesteckt war, das die Kühltruhe im Nebenraum speiste. Die Mutter wurde aufgeklärt, und das Stromkabel wurde umgehend entfernt. Als der Junge nach sechs Wochen sich zur Nachuntersuchung vorstellte, war er kaum wiederzuerkennen. Er hatte sich kräftig erholt, wirkte stark und hatte einen gesunden und rosafarbenen Teint.

Elektromagnetische Belastungen sind in sehr vielen Wohnungen und Häusern vorhanden und können durch das Anbringen von Netzfreischaltern und das Vermeiden oder nächtliche Abschalten von Störfaktoren, wie schnurlose Telefone, Handys, WLAN, gelöst werden.

Außerdem ist es wichtig, dass der Schlafraum keinen Faradayschen Käfig darstellt. Dies kann der Fall sein, wenn das Haus aus Betonwänden (wegen der Moniereisen) besteht. In einem solchen Fall besteht Mangel an natürlichen Schumann-Wellen, was zu Energiemangel, Immunschwäche und somit zu Anfälligkeit führt.

Selbstverständlich sollten im Haus keine Baugifte verwendet worden sein.

Für nähere Informationen empfehle ich Ihnen die umfangreiche Zusammenfassung des Cosmogetischen Heilers Peter Suhner (siehe Anhang).

Doch bedenken Sie, dass wir in unserer modernen Zivilisation so gut wie nie eine völlig störungsfreie Umwelt schaffen können und deshalb keine »Feindbilder« erschaffen sollen. Denn angstvolle Feindbilder in unserer Einstellung können mehr schaden als die tatsächlichen Belastungen. Wir sollen in unserem Geiste immer friedvoll und stark sein und einfach darauf achten, dass wir nachts, während unser Körper sich in der Erholungs- und Regenerationsphase befindet, möglichst störungsfrei sind.

Ernährung

Hippokrates sagte: »Wer richtig isst, braucht keine Medizin, wer falsch isst, dem hilft keine Medizin.« Lebensmittel sollen uns am Leben erhalten und unserer Gesundheit dienen. Viel wichtiger noch als die Beschaffenheit der Nahrung ist unser Bewusstsein bei der Aufnahme. Ein meditatives Innehalten vor dem Essen kann mehr bewirken als die Zusammensetzung. Auch ein langsames, genüssliches und langes Kauen ist wichtig, damit die Nahrung gut eingespeichelt und zerkleinert wird und damit durch das Enzym der Ohrspeicheldrüsen die Aufschließung der Nahrung bereits im Mund beginnen kann.

Wir betrachten und bewerten Nahrung oft nur über die Anzahl der Kalorien, was aber dazu führen kann, dass viele Menschen gegenüber dem Essen in gewisser Weise eine feindselige Einstellung aufbauen. Ich vertrete die Meinung, dass wir uns sensibilisieren sollten, indem wir uns fragen, was uns guttut, was uns aufbaut, was uns Freude bereitet. Essen sollte nicht nur ein biologischer Prozess sein, sondern auch ein Gefühl der Lebensfreude und Gaumenfreude vermitteln. Wir sollten uns vor jedem Mahl in einen entspannten, ruhigen und friedvollen Zustand versetzen und mit Bewusstheit unser Essen zu uns nehmen. Wir sollten bei allem auch bedenken, dass der eine Mensch, je nach seiner Veranlagung und täglichem Kraftaufwand, etwas anderes braucht als der andere. Und dabei sollten wir nicht vergessen, dass kein Lebensmittel von Grund auf schlecht ist, sondern dass das Maß die Wirkung ausmacht. Wenn wir gut in unserem Selbst- und Gottvertrauen verankert sind und somit im Licht stehen, können wir fast alles vertragen, verdauen und es auch verstoffwechseln.

Jeder Mensch auf dieser Erde ist aufgrund seines Erbguts, seiner Konstitution, Disposition und seiner Lebensumstände einzigartig. So will auch ein jeder sich individuell ernähren. Es versteht sich von selbst, dass wir naturbelassenen und biologisch erzeugten Lebensmitteln den Vorzug geben sollten. Um den eigenen Bedürfnissen gerecht zu werden, ist ein starres Ernährungskonzept nicht hilfreich. Wir sollten uns vielmehr dahingehend sensibilisieren, dass wir selbst wahrnehmen können, was uns guttut und was für uns weniger bekömmlich ist.

Durch unsere angeborene Sensibilität haben wir alle die Möglichkeit, Nahrungsmittel an uns selbst zu testen und zu spüren, ob es sich gut anfühlt oder nicht. Sie können wie folgt über jedes Lebensmittel meditieren. Vor Beginn der Meditation legen Sie bitte das gewünschte Lebensmittel in greifbare Nähe.

Meditation zur sensitiven Testung von Nahrungsmitteln

Entspannen Sie sich, und atmen Sie tief ein und aus. Denken Sie an das Lebensmittel, das Sie für sich testen möchten, und stellen Sie Ihrem Herzen folgende Frage: »Ist dieses Lebensmittel gut für mich und bekömmlich?«

Dann nehmen Sie das entsprechende Lebensmittel in die Hand.

Lassen Sie sich Zeit, und spüren Sie, wie es sich in Ihrer Hand anfühlt.

Erinnern Sie sich daran, auch dieses Mittel besteht aus verdichteter Energie. Das bedeutet, es ist eine Energie, die eine Auswirkung auf Ihren Körper hat. Stellen Sie sich vor, wie die Energie des Lebensmittels in Ihrer Hand ausstrahlt und wie die Energie in Ihre Hand strömt.

Beobachten Sie, weiterhin tief atmend, welches Gefühl Sie dabei erfüllt. Es kann eine wohltuende Wärme sein, Sie können sich gestärkt und genährt fühlen. Dies wäre ein Zeichen, dass dieses Lebensmittel gut für Sie ist.

Es kann sich auch neutral anfühlen. Das würde bedeuten, das Lebensmittel ist in Ordnung und nicht weiter von Bedeutung.

Doch wenn Sie innere Unruhe, ein unangenehmes Gefühl oder energetische Verdunkelung spüren, dann ist dies ein Zeichen, dass Sie mit diesem Nahrungsmittel sparsam umgehen sollten. Wenn Sie dabei gar Verdunkelung in Ihrem Lungenbereich fühlen sollten, dann sollten Sie auf dieses Nahrungsmittel lieber verzichten.

Bleiben Sie während der Testung ruhig, atmen Sie tief, lächeln Sie innerlich, und beobachten Sie Ihre Reaktionen.

Legen Sie sich auf eine Antwort fest. »Ja – es tut mir gut« bzw. »Nein – es tut mir nicht gut«.

Überprüfen Sie Ihre Entscheidung durch die drei Herzensregeln, indem Sie beobachten, ob Sie bei der gewählten Entscheidung ruhig, frei und tief atmen können, ob Sie dabei innerlich voller Liebe lächeln können und ob Sie dabei in Ihrem Geiste frei und ruhig sind.

In dieser Art können Sie auch Nahrungsergänzungsmittel und Medikamente testen. So entwickeln Sie ein gutes Gespür für sich und die Verwendung von dem, was Sie zu sich nehmen, und können sicherer damit umgehen. Doch bedenken Sie bitte, dass auch dieses Testverfahren keine Diagnosemöglichkeit ist, sondern lediglich eine intuitive Orientierung bieten kann und keine ärztliche Beratung ersetzt.

Wir können auch unser Trinkwasser, unsere Nahrungsmittel und Medikamente segnen und die Verträglichkeit damit erhöhen.

Segnung eines Mittels

Für die Segnung sollten Sie Ihre Hände kurz reiben und sich dabei den Energiefluss vergegenwärtigen.

Dann halten Sie die Hände links und rechts in einem gewissen Abstand um das zu segnende Objekt.

Währenddessen lassen Sie eine Lichtkugel zwischen Ihren Händen entstehen und programmieren diese mit der folgenden Segnung:

»Liebe lichtvolle geistige Welt, ich bitte um Segnung dieses Mittels und seiner Wirkung. Möge es in mir so wirken, wie es mir guttut. Amen.«

Wie oben schon erwähnt, sollte unsere Ernährung naturbelassen und biologisch, aber auch vollwertig sein. Täglich nehmen wir Unmengen an Zusatzstoffen, Konservierungsstoffen, Pestiziden, Herbiziden und vieles mehr unbewusst zu uns, die unser Körper verstoffwechseln muss. Industriell verarbeitete Nahrungsmittel wie Weißmehl und Zucker sollten Ausnahmen zu besonderen Anlässen sein. Gleiches gilt für Alkohol, gezuckerte oder mit Süßstoffen angereicherte Getränke.

Es gilt auch, auf individuelle Nahrungsmittelunverträglichkeiten zu achten. Nehmen Sie die Mahlzeiten immer mit Achtsamkeit und Ruhe ein, und spüren Sie nach dem Essen in sich hinein, wie Sie das Essen vertragen haben und ob es Ihnen neue Energie gegeben oder eher genommen hat.

Bei veganer und vegetarischer Ernährung muss man unbedingt auf ausgewogene Ernährung achten und bei Bedarf Nahrungsergänzungsmittel zu sich nehmen. Ein Mangel zeigt sich erst relativ spät im klassischen Blutbild, Symptome setzen bereits viel früher ein.

Weiterhin sollte man bedenken, dass die letzte Nahrungsaufnahme möglichst vor 17 Uhr stattfinden sollte. Denn nachts werden die Speisen nicht optimal verdaut und wirken zusätzlich belastend auf den Stoffwechsel und das Hormonsystem.

Je mehr Toxine auf unseren Körper einströmen, desto mehr muss er sich damit beschäftigen, diese zu eliminieren oder an Orten zu deponieren, wo sie keine Gefährdung für den Körper darstellen, wie im Fett und Bindegewebe. In dieser Zeit kann er aber weniger Stoffwechselendprodukte, die täglich im Körper anfallen, abbauen, sodass diese liegen bleiben und der Körper immer weiter »verschlackt«. Dadurch gerät er in eine Stagnation, in der er auf Heilungsimpulse immer schlechter reagiert.

Zusätzlich muss unser Immunsystem jede Substanz, die von außen hineinkommt, »abtasten«. Bei zu vielen Impulsen kann es irgendwann zu Fehlern kommen, was Allergien, Autoimmunerkrankungen und Infektanfälligkeit nach sich zieht.

Aus diesen Gründen sollten wir den Umgang mit unserem Essen und Essverhalten wie auch unsere Wohnsituation wachsam überdenken und, wenn nötig, ändern. Wir kommen heute überall mit Toxinen in Berührung: Toxine durch die konventionelle, chemische Landwirtschaft, Aluminium durch Alufolie und Rieselhilfe in Salz, Lösungsmittel durch Reinigungsmittel, Formaldehyd durch Filzstifte, Plüschtiere und neue Kleidung, Quecksilber durch Amalgamzahnfüllungen und Impfstoffe. Wir sollten achtsam mit den alltäglichen Stoffen umgehen. Putzmittel sollten in den hintersten Keller verbannt werden, da sie ständig ausdünsten. Künstliche Düfte in Form von Duftkerzen und »Raumerfrischern« sollten tunlichst vermieden werden. Achtsamkeit ist auch im Umgang mit Weichspülern, Haarsprays, Deos, Seifen etc. geboten.

Sind die Entgiftungsfunktionen des Körpers überlastet, treten Symptome aller Art auf, z. B. erhöhte Infektanfälligkeit, Müdigkeit, Erschöpfung, Appetitlosigkeit, Libidoverlust, Nervosität, Gereiztheit, Konzentrationsmangel, Hautausschläge, Allergien, Schlafstörungen und Schmerzzustände. Der Körper fällt in eine Reaktionsstarre, in der er Heilungsimpulse nur abgeschwächt oder gar nicht mehr aufnehmen kann.

Für weitergehende Informationen zu diesem Thema empfehle ich die Auflistung der Heilpraktikerin Viola Wider (siehe Anhang).

Bewegung

Ernährung und Bewegung gehören untrennbar zusammen. In der Steinzeit musste der Mensch für seinen täglichen »Einkauf« 15 km am Tag unter freiem Himmel gehen. Ernährung ohne aktive Bewegung schloss sich aus. Nahrung musste unter freiem Himmel unter körperlichem Einsatz erobert werden, ehe sie verspeist werden konnte. Die Jagd oder das Sammeln von Wurzeln, Blättern und Früchten war mit Bewegung verbunden. Die Evolution hat es von Anfang an so vorgesehen, dementsprechend ist auch das System der Verdauung, Nahrungsverwertung und Schlackenabtransport auf Bewegung und Muskeltätigkeit angewiesen.

Körperliche Betätigung an der frischen Luft sorgt für eine tiefere Atmung und damit mehr Sauerstoffaufnahme für den gesamten Organismus, wodurch in unseren Zellen mehr Energie hergestellt werden kann und wir uns auch energiereicher fühlen.

Durch unsere vorwiegend sitzende Tätigkeit verkürzen sich Muskelgruppen, und andere bauen sich ab. Der Bewegungsapparat verliert an Stabilität, die Muskulatur kann den Skelettapparat nicht mehr ausreichend stützen, was Rückenschmerzen und Gelenkschmerzen unweigerlich mit sich bringt.

Sorgen Sie also für genügend Bewegung im Alltag. Tun Sie dies am besten unter freiem Himmel. Denn durch mangelndes Sonnenlicht kann unser Körper nicht genügend Vitamin D über die Haut produzieren. Die UV-Strahlung des Sonnenlichts regt den Gehirnstoffwechsel an und hat somit eine antidepressive Wirkung.

Schlusswort

Dieses Buch beinhaltet Hinweise und Übungen, die Ihnen helfen sollen, Heilung zu erfahren und einen stärkeren Gottesbezug und ein stärkeres Selbstwertgefühl, wie auch eine stärkere Empathiefähigkeit zu entwickeln. Besonders die Momente innerhalb der Übungen, Meditationen und Gebete, in denen wir einfach da sind und bewusst auf das eigene Herz hören, sind geeignet, das eigene heilige Innere wahrzunehmen und immer intensiver zu erleben; sich seiner Selbst, seines wahren göttlichen, heilen und glücklichen Selbst bewusst zu sein! In sich hineinzuspüren ist der Schlüssel, um die Liebe und Heilung zurückzugewinnen und den Prozess der Selbstentfremdung, der zu Disharmonie, Unzufriedenheit oder gar Krankheit führte, zu unterbrechen. Ebenso wichtig ist es, uns mit all unseren Schwächen anzunehmen und auch die Schwächen anderer zu respektieren. So können wir uns selbst und andere lieben und eine göttliche, vollkommene Individualität sein. In diesem individuellen Liebesbewusstsein und der Erfüllung von wahren Werten sind wir nicht mehr auf der Jagd nach materiellen Gütern und Anerkennung, die uns am Ende nur selbst schaden. Denn je mehr wir der Anerkennung hinterherlaufen, umso mehr zerstörerisches, krankmachendes Potenzial baut sich in uns auf. Je mehr wir zu unseren Gefühlen und unserer liebevollen göttlichen Natur stehen, desto besser und liebevoller können wir mit uns und mit anderen umgehen. Wir können besser miteinander leben, weil wir verstehen, dass da, wo Liebe ist, Gott ist. Liebe und Nähe ermöglichen friedvolle Stille, in der unser Verstand zum Schweigen kommt und das Göttliche erblickt werden kann. In diesem Zustand heilt alles, da ist Gott.

Haben Sie keine Angst vor dem Loslassen der Kontrolle, denn da, wo Angst ist, will Liebe erwachen. Lassen Sie sich in Liebe und mit Zuversicht auf das innere Erwachen ein, dann sind Sie ganz im Frieden mit sich und mit Gott. Diese Herzlichkeit bewirkt einen dauerhaften Wandel. Es gibt keinen Weg mehr zurück in den alten Schmerz und in die alten Verhaltensmuster. Ein solch einmal eingeschlagener Weg führt nur nach vorne, in die Liebe und das Licht. Seien Sie dankbar für Ihre Erkenntnisse sowie für Ihr Leben, das Ihnen ermöglicht hat, diese Erkenntnisse erleben zu können, denn Dankbarkeit zieht Glück an. Dankbarkeit und Zuversicht sind Kräfte, die uns aus einer Stagnation und Ohnmacht hinausführen und uns in Bewegung und Erneuerung bringen. So können Neues und Liebevolles bei uns Einzug halten. Dies bringt Licht in unsere Seelen und lässt uns das Leben als ein wunderbares Abenteuer entdecken und schenkt Ausdauer, Kraft und Mut. Spüren Sie Liebe und Dankbarkeit in jedem Augenblick des Lebens, lassen Sie sich davon mit Wohlgefühl erfüllen, spüren Sie die heilsame Energie der Wärme in Ihnen, und genießen Sie sich in der glückseligen Gegenwart.

Eine große Hilfe zur Heilung bietet uns Gottes Schöpfung auch durch die Natur. Diese Heilquelle sollten wir schätzen, sie regelmäßig nutzen und uns täglich in der Natur aufhalten. Denn gerade dort können die Gedanken am besten zur Ruhe kommen, und wir können Gottes Allgegenwart begegnen. Achten Sie die Schöpfung und alles Leben, und lassen Sie sich auf den Duft der Natur, auf die Laute und auf den Zauber der vielen Farben ein. Schöpfen Sie Kraft aus der Energie der Natur. Bewegen Sie sich bewusst, nehmen Sie die heilende Energie der Erde und des Himmels auf. Die Natur bringt uns die Schöpfung näher, seien Sie eins mit sich und Gottes Schöpfung, und achten Sie auf Ihre Gedanken und auf Ihre inneren Empfindungen. Erkennen Sie die Schönheit in sich, und seien Sie bereit, das Schöne auch im Außen zu erkennen. Spüren Sie in sich Liebe und Begeisterung fürs Leben, dann wird Ihr Geist sich öffnen wie eine Blume zur Sonne hin. Die Natur unterstützt uns in unserem Seelenheil, sie gibt Frieden über die Sinne und bringt heilsame innere Stille. Achtsam die Stille zu bewahren bedeutet, weise zu sein. Die Natur spiegelt die Wahrheit wider, dass alles im Werden und Vergehen ist, dass es für alles die richtige Zeit gibt, dass Heilung und Vollkommenheit aus dem Fluss mit dem Leben, aus einem liebevollen Rhythmus heraus geschehen. Die Natur und das Leben hadern nicht, so hadern auch Sie nicht, sondern betrachten Sie sich einmal von außen, erkennen Sie Ihr wunderbares Wesen. Erleben Sie Liebe, Zufriedenheit und Friedfertigkeit in Ihrer Seele mit allem, was ist, und genießen Sie das Leben so, wie es ist.

Seien Sie bereit, sich selbst Aufmerksamkeit und Interesse entgegenzubringen. Suchen Sie dafür die Stille in Ihrem Zuhause oder in der Natur. Die Stille offenbart uns, dass die Welt viel größer ist als unsere Gedanken. Heilen heißt ins Gleichgewicht kommen und sich als vollkommenes Ganzes erfahren. Verlangsamen Sie öfter Ihren Schritt, öffnen Sie sich für den Augenblick des Lebens, und erleben Sie den Zauber des Moments. Frieden ist überall um uns herum, in der Natur und in uns, in unserem Körper und unserem Geist. Sobald wir lernen, aus diesem Frieden heraus zu leben, können Transformation und Heilwerdung geschehen. Wertschätzung und Heilung gehören untrennbar zur Achtsamkeit für den gegenwärtigen Augenblick und zur Verbundenheit mit der ganzen Schöpfung.

Machen Sie sich mit Freude zu Ihrer Heilquelle auf, und lassen Sie sich auf freudvolle Dinge in Ihrem Leben ein. Freude setzt Heilkräfte frei. Das Lachen stärkt unsere Abwehrkräfte, wirkt gegen Schwermut und Stagnation, verbessert unser Wohlbefinden und lässt die Energie fließen. Fröhliche, positive Menschen sind energiegeladener und aktiver. Machen Sie sich immer wieder aufs Neue bewusst, dass Sie die Freiheit haben, zu entscheiden, ob Sie im zweifelnden Gedankengut steckenbleiben oder in Freude und Liebe vorwärtsgehen. Ihre Gesundheit wird es Ihnen danken.

Anhang

Hinweise zu Cosmogetischen Heilern

Cosmogetische Heiler pflegen das geistige Wissen und haben aufgrund entsprechender Schulung intensive Erfahrung im Erspüren dieser Energien wie auch in der Kommunikation mit himmlischen Wesenheiten. Sie sind deshalb in der Lage, ihren Mitmenschen Unterstützung und Hilfe anzubieten, z.B. durch energetische Behandlungen oder auch durch die Übermittlung von Engelbotschaften. Cosmogetische Heiler haben ihre Fähigkeiten durch mehrwöchige, intensive Lehrgänge mit Diplomabschluss erlangt, vertieft und erweitert. Sie verstehen sich als Vermittler im Kontakt mit der lichtvollen geistigen Welt und orientieren sich an einer klaren ethischen Grundlage.

Eine Liste der praktizierenden Cosmogetischen Heiler ist unter www.jana-haas.com oder www.cosmogetic.org zu finden.

Cosmogetisches Heilen versteht sich als begleitende Maßnahme zur Schulmedizin und Naturheilkunde und bearbeitet schwerpunktmäßig seelische und energetische Zusammenhänge. Zusammen mit dem himmlischen Heilwissen und Botschaften der Engel werden diese Erkenntnisse zu einem ganzheitlichen Heilberuf verbunden.

Ausbildung zum Cosmogetischen Heiler

Die Ausbildung zum Cosmogetischen Heiler ist eine von mir gehaltene umfangreiche spirituelle Ausbildung. Die Teilnehmer lernen das Verständnis der tiefen Zusammenhänge in der Schöpfung, des Lebenssinns und des geistigen Heilens. Durch meine Hellsichtigkeit und langjährige Erfahrung als Heilerin und der Mitarbeit in einer Naturheilpraxis habe ich ein umfassendes Wissen gesammelt, das ich in meinen Lehrgängen vermittle.

Die Teilnehmer sind nach Abschluss des Lehrgangs in der Lage, das Gelernte direkt umzusetzen. Die Ausbildung ist für jeden interessierten Menschen geeignet, der mehr über sich und die kosmischen Zusammenhänge erfahren möchte. Sie ist für Menschen in heilenden und therapeutischen Berufen ebenso geeignet wie für Interessenten, die das Gelernte nicht beruflich anwenden wollen. Sie werden befähigt, das geistige Heilen im beruflichen sowie im privaten Kontext anzuwenden. Vorkenntnisse sind nicht erforderlich.

Nähere Informationen zur Ausbildung finden Sie unter www.cosmogetic.org.

Nützliche Adressen

Bei Störung durch Stormbelastung

Peter Suhner, Cosmogetischer Heiler
Alpenstr. 50
CH-8200 Schaffhausen

Strahlungsdokument unter
http://www.cosmogetic.org/index.php/de/cosmocom/infos/strahlung-im-alltag

Bei Ernährungsfragen

Viola Wider, Heilpraktikerin
Münsterstr. 1
D-88662 Überlingen
Tel. +49-(0)7551-970230
www.naturmedizin-bodensee.de

Hinweise zur Autorin

Bisher erschienene Werke von Jana Haas

- Engel und die Neue Zeit. Allegria Verlag, Berlin 2008
- Jana Haas-Engelkarten (44 Lichtbotschaften mit Anleitung). Allegria Verlag, Berlin
- Heilung mit der Kraft der Engel. Knaur Verlag, München 2009

- Erzengel und das neue Zeitalter. Knaur Verlag, München 2009
- Mit den Engeln durch das Jahr. Knaur Verlag, München 2009
- Schutzengel: Wie uns die himmlischen Begleiter zur Seite stehen. Knaur Verlag, München 2010
- Meditations-CD Schutzengel. Knaur Verlag, München 2010
- Fragen an Gott und die Engel. Allegria Verlag, Berlin 2011
- Jenseitige Welten – Die Reise der Seele ins Licht. Knaur Verlag, München 2012
- Himmlisches Wissen – Ein erfülltes Leben mit Hilfe der Engel. Knaur Verlag, München 2013
- Seelenplan – Was unser Schicksal bestimmt. TRINITY Verlag, München 2014

Kontakt

Jana Haas
Hubenmühle 4
D-88634 Herdwangen-Schönach
Tel. +49-(0)7552-938399
Fax +49-(0)7552-938626
www.jana-haas.com

Jana Haas – Kinderhilfe in Russland e.V.

Vorrangiges Ziel des gemeinnützigen Vereins ist es, behinderten Kindern in Russland, die dort keine Lebensperspektiven haben, ein besseres und menschenwürdiges Leben zu ermöglichen. Wir sind auf Spenden angewiesen. Alle eingehenden Spenden gelangen zu 100 %, d. h. ohne jeglichen Abzug, zu den Empfängern. Unumgängliche Kosten werden von Jana Haas finanziert.
Näheres unter: www.janahaas-kinderhilfe.de

Spendenkonto bei der Sparkasse Bodensee
Jana Haas – Kinderhilfe in Russland
Konto-Nr.: 24662801
BLZ: 690 500 01
IBAN: DE79 6905 0001 00 24662801
SWIFT-BIC: SOLADES1KNZ
Jana Haas – Kinderhilfe in Russland e.V.
Hubenmühle 4
D-88634 Herdwangen-Schönach
Tel. +49-(0)7552-938399
Fax +49-(0)7552-938626